结构针灸研究丛书

结构针灸刺法经验

Structure-based Acupuncture: needling technique and clinical experience

主　编　关　玲

副主编　杜金龙　于　洋　高志雄

U0391961

人民卫生出版社

图书在版编目（CIP）数据

结构针灸刺法经验/关玲主编. —北京：人民卫生出版社，
2017

（结构针灸研究丛书）

ISBN 978-7-117-24259-2

Ⅰ.①结… Ⅱ.①关… Ⅲ.①针灸疗法 Ⅳ.①R245

中国版本图书馆 CIP 数据核字（2017）第 057716 号

人卫智网	www.ipmph.com	医学教育、学术、考试、健康，购书智慧智能综合服务平台
人卫官网	www.pmph.com	人卫官方资讯发布平台

结构针灸刺法经验

主　　编：关　玲

出版发行：人民卫生出版社（中继线 010-59780011）

地　　址：北京市朝阳区潘家园南里 19 号

邮　　编：100021

E - mail：pmph @ pmph.com

购书热线：010-59787592　010-59787584　010-65264830

印　　刷：北京顶佳世纪印刷有限公司

经　　销：新华书店

开　　本：710×1000　1/16　印张：13

字　　数：199 千字

版　　次：2017 年 4 月第 1 版　2024 年 12 月第 1 版第 9 次印刷

标准书号：ISBN 978-7-117-24259-2/R·24260

定　　价：78.00 元

打击盗版举报电话：010-59787491　E-mail：WQ @ pmph.com

（凡属印装质量问题请与本社市场营销中心联系退换）

结构针灸简介

解放军总医院针灸科主任关玲于 2014 年发起"整合医学自习室针灸专家微信群",提出应该用现代语言解释针灸,以期能和康复、运动、手法、手术等医生共同探讨治疗方案,交流治疗经验。在商议过程中,关玲提出"结构针灸"这个名称,群内专家一致认可,遂改群名为"结构针灸交流群"。交流成果陆续以"结构针灸"的名称发表。现经群内专家商议,对结构针灸做如下说明:

定义:

- 结构针灸是以结构为切入点,通过调整人体结构,从而改善功能的针灸方法。

内容:

- "结构针灸"由部分针灸推拿专家共同倡导,以古今中外医学对人体结构的认知成果为基础,重新审视针灸和手法的作用部位、刺激方法和作用机制,以结构为基础,改善功能为目的,研究针灸规律,理解针灸作用,创新针灸手段,以期探索一条易于理解,方便掌握,容易重复的针灸教学、临床、科研新途径。

- 它不是新的内容,而是新的视角。
- 它不是现代针灸,而是自古就有。
- 它不是某些人的针灸,几乎所有针灸人都在用。

结构针灸技术背景:

- 解剖是基础
- 手法是关键
- 工具是手的延伸

- 运动康复是疗效的保障

结构针灸的治疗总则：

- 调背景（全身）与调前景（局部）结合。

- 局部位置（特别是结构的层次）与整体关系结合（直接连接关系和间隔对应关系）。

  附：群内专家关于针灸的共识：

- 针灸是指通过特定工具刺激身体一定部位预防和治疗疾病的方法。包括但不限于针刺、灸疗、针刀、耳穴刺激、拔罐、穴位贴敷、穴位电磁刺激……等等。

《结构针灸刺法经验》编委会

黄强民（上海体育学院运动康复系）

黄　声（上海行医）

黄晓春（丹麦行医）

冀来喜（山西中医学院）

见国繁（北京市平谷区中医医院）

江广慧（美国加州行医）

兰吉瑞（北京光明益康中医门诊部）

冷三华（美国纽约行医）

李建民（北京华人一手）

李晋垚（美国新泽西州行医）

李振全（北京永林医院）

廖　威（解放军第 463 医院针灸科）

刘宝库（美国纽约行医）

刘　斌（郑州人民医院骨科）

刘路遥（北京友谊医院中医科）

刘农虞（南京中医药大学）

刘书立（山西中医学院附属医院）

刘天君（北京中医药大学）

刘小宁（加拿大温哥华行医）

卢鼎厚（北京体育大学）

吕新荣（北京中医骨伤医学研究会）

马晓红（美国华盛顿 D. C. 行医）

马彦红（解放军第 305 医院针灸理疗科）

毛振中（深圳残疾人康复中心）

欧阳晖（美国休斯顿行医）

区晓鹏（澳大利亚悉尼行医）

彭增福（香港浸会大学）

齐　伟（长春中医药大学附属医院软伤科）

钱心如（美国纽约行医）

从结构看针灸

——代序

真理是世界的本来面目,人们只是不断地在认识它、发现它。

在自然界面前,人类永远是孩子,在她的作品里惊叹、观察、模仿,而观察者自身的条件,例如思维、视角,决定了他观察到的世界是什么样,有多大。前人经验的指引,就像开创了一条条游览路线,搭建了一座座观景平台,不同的认识角度和不同的解说形成诸多学派。然而,无论我们怎样认识,自然还是那个自然。你转换的角度越多,获得的认知越全面。

针灸,中国古人留下了经典观景台和古语解说词。虽然大部分人(包括西方科学界)不懂他的解说词,但是它指向的是经验事实,是一个个真实的景观。借助当今的知识交流和视野拓展,我们有责任在充分理解、分析古典文献和充分研究、观察临床现象的基础上给古人的经验事实提供一套逻辑明确、指向清晰、包容度大、前瞻性强的新的解说词,让现代人能听懂、能理解、能使用。这就是结构针灸的初衷。

令我们感到欣喜的是,从结构看针灸,不仅使先贤妙法的原理内涵在我们的眼中变得更加扎实具体,而且使我们更加叹服于古圣大医的聪明才智,也为我们临床水平的提高提供了新的助力。

《黄帝内经》中有明确的结构学思想,古典针灸依结构取穴者比比皆是。所以"结构针灸"不是新发明,它只是一条几乎被遗忘的路。虽然有时若隐若现,有时又踪迹难寻,某处也许荆棘丛生,但是,相信我们的努力会让它更清晰、更坚实、更稳定、更便捷。感谢有此共识的一批针灸专家,在微信平台上朝夕讨论,奉献智慧,为结构针灸提供了一个个台阶,铺就了最初的一小段路。今结集出版,以期对读者有所帮助。内容很多为个人观点,仅供参考。

在此,也代表全体著者,感谢诸多微信群友的支持,感谢读者的参与,希望这条路上,也能有你的同行。

关 玲

2017 年 2 月 1 日

目 录

第一篇　刺灸方法交流

第二篇　疾病治验交流

第三篇　病　例　讨　论

第四篇 精 彩 医 案

第五篇 "结构整合医学微信公众号"文章选编

第六篇 医   论

第一篇
刺灸方法交流

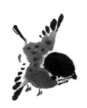

一、滞动针

【基础知识】

（一）概述

滞动针法，是"滞针动态施针疗法"的简称，是李振全老师发明的一种针法，应用特殊针具——滞针（专利），对病灶局部或相应腧穴进行滞针操作与动态施针，达到治疗疾病目的的一种治疗方法（图 1-1）。不仅对软组织损伤及各种颈肩腰腿痛具有显著的治疗效果，同时也通过对穴位的刺激治疗内、外、妇、儿、五官各科疾病。

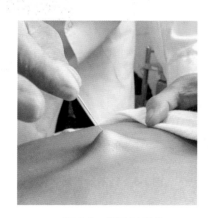

图 1-1　滞动针操作

（二）使用工具——滞针

滞针特点：

1. 毫针为母体针。

2. 针体表面具有微细、顺向、多条凹槽，主要效应：①减压减张，进针即刻减压；②针感强，持续时间长，最长可达一周左右；③摩擦力大，针体固定牢靠；④滞针角度小，速度快，一般捻转 45°即可达到滞针状态。

3. "针效刀功"——在针刀的操作面向后提拉（针刀是向前切），损伤小，效果好。

（三）滞动技术——动针

动针，即动态施针，先用针体把组织固定住，然后动态施力，提拉针体，或针不动手动，最终目的是使组织相对运动。

（四）应用范围

急慢性软组织损伤，颈肩腰腿痛，内外妇儿各科疾病的调理与治疗。

（五）操作演示（参见图 1-2 ~ 1-5）

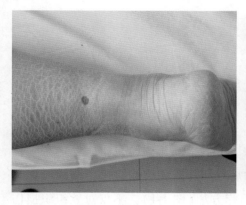

图 1-2　选取进针点

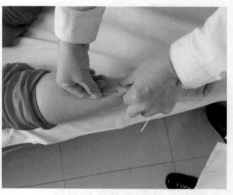

图 1-3　进针手法与进针方向

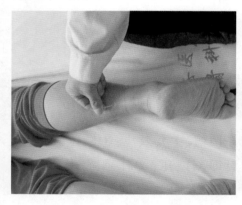

图 1-4　提动与动针

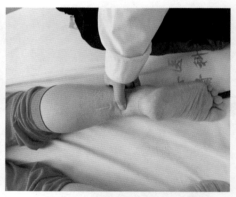

图 1-5　针不动手动

【刺法交流】

丁赵：滞动针我体验过，就是扎进去缠绕筋膜等软组织进行提拉，针刀是切割，钩针是提拉断肌纤维或筋膜，滞动针就是牵拉筋膜以及肌纤维，但肌纤维不一定断，如果两块肌肉之间的筋膜滑动受限用滞动针应该适用。

关玲：我感觉在软组织松解方面可以取代针刀，滞

ER-1-1　李振全
滞动针操作

4

住针以后提拉,较之向前切割更安全。当然必须切割的部位除外,例如腱鞘狭窄。我亲身体验,在面部美白上即刻见效。

丁赵:如果是在骨骼肌附着处,滞动针的效果就比较弱了。

于洋:针刀也可用来缠绕,力度更大。

于洋:有个视频,手法力度比较大。十年面瘫病人。

关玲:效果如何?

于洋:改善了很多。但没全好。

王迎:就滞针针法和动态施针法来看,这两个针法早已有之。其中动态施针法基本就是董氏奇穴董景昌先生提倡的"动气针法"。专利拥有人将这两种针法结合起来使用,并且有发展,也有创新点,特别是扩展了适应证,并积极推广此项技术,值得称赞。

ER-1-2　于洋针刀治疗陈旧性面瘫

刘农虞:浮刺者,旁入而浮之,治肌急而寒者也。古人高明之处,不深入肌层而治之。说明各层次均可有所作为!腱鞘狭窄并非必须针刀切割。发一段腱鞘狭窄治疗视频。

丁赵:腱鞘炎斜刺也可以。

毛振中:浮刺者,旁入而浮之,治肌急而寒者也。古人高明之处,不深入肌层而治之。——现代人琢磨半天,古人一句话。

ER-1-3　刘农虞筋针治疗狭窄性腱鞘炎

丁赵:针具的发展已经到了令人炫目的境地,但理论的发展基本上是四个基石:①中医传统的经络穴位以及经筋学说。②宣蛰人先生软组织外科学。③朱汉章先生针刀医学。④肌筋膜、激痛点。

关玲:这些理论基础还可以再简化一点儿:结构和气化,再简化一点儿——结构。

二、运动针法

【基础知识】

指在留针期间配合患者运动,以增强疗效。

【刺法讨论】

关玲:上午扎一个喙肱肌损伤,局部扎得肌肉乱跳也没好,手针配合运动活动即刻改善。由此说说我对运动针法的体会:

我最早是针刺后,判断病人哪个方向活动痛,就让他向哪个方向动。后来受符仲华老师启发,改为目标肌肉的抗阻运动。接着又学习了肌肉的拉伸和激活方法,干脆让病人带针去做八段锦,各个方向都拉伸到。最近上了一期解剖班,发现肌肉是一体的,很多协同肌很难分开,所以又改成向正常力线方向运动。各种运动相信大家见仁见智,不一定是谁抄袭谁。但是,如果受到谁启发,希望大家提一下来源。

王凡:许多运动系统病都是远端取穴加运动疗效卓著,屡试不爽。看来运动系统就得运动。

钱心如:先要给运动针法下个定义。名词太多,难免张冠李戴。是留针处运动,还是非留针处运动。

关玲:就是留针配合运动。通过运动缓解疼痛。是患处运动,留针处不妨碍运动也可以动。这是远端取穴取效的关键。擅长眼针疗法的医生用眼针留针,让中风患者做康复锻炼,据说效果好于不留针的。

钱心如:如果是远端取穴,我后来试验,急性的扭伤用类似肌肉能量技术的方法运动效果最好。找到患肌然后出力,缓解较快。然后按压起止点。可以忍受的话,力量越大越好。

关玲:我是先扎远端。缓解以后剩余问题扎局部。您按压起止点也算治局部。

钱心如：我当天不扎局部。隔1~2日没好再回来扎局部。按压起止点但是不扎针。面瘫,如有眼不能闭的,我扎双侧合谷,做闭眼运动,算不算?

张晓君：动针应该是治疗运动时诱发的疼痛,或者是疼痛使得活动受限。面瘫扎合谷后闭眼,应该也算是吧! 但是要是自己不能闭呢? 可不可以外力帮忙? 要是腹痛、胃痛,动针该怎样用?

孙晓娟：配合腹式呼吸,也算吧? 我每天都用的,配合呼吸来止痛或者调气。

张晓君：扎上足三里后鼓肚子?

关玲：平滑肌和骨骼肌不一样,我的经验:急性胃痛或腹痛配合鼓肚子无效,只会更痛。大家碰到的可以再试试。

孙晓娟：也就是只有运动肌肉骨骼系统才能使用运动针法? 躯干部的肌肉损伤可以用。比如胁肋疼痛,比如腰疼,确实有效。

欧阳晖：运动针灸的主要适应证是肌肉疼痛。通过解除肌肉痉挛来消除疼痛。内脏疼痛,针灸配合腹部按摩效果可能更好。头皮针留针时间可以很长,偏瘫病人必要时可带针回家。眼针没有尝试过。动针是针在动还是人在动?

胡追成：被动、主动运动都可以叫动针,针刺后配合患处运动,这种运动可以是主动的,也可以是被动的。

刘路遥：比如治膝关节痛,头上扎针让病人自己走。

贺建政：头皮针、眼针、腕踝针等都是带针运动的,一直这样,治疗瘫痪病人和疼痛病人。开始更多的是观察即时疗效,后来却发现运动后效果更好。

马彦红：动针法我只在急性踝关节扭伤的病人身上用过,即时效果非常好,是从高树中老师那里学来的,具体如下:

1. 外踝扭伤,在对侧腕关节养老穴、阳池穴找压痛点,进针后让病人慢慢行走,活动踝关节。

2. 内踝扭伤,在对侧太渊穴、阳溪穴找压痛点,不过内踝扭伤的人极少。因为喜欢打羽毛球,经常在球场上会碰到急性踝扭伤的,每次用此方法止痛都很有效,再让球友回去做进一步检查。

王迎：我认为扎上针活动患处，不应该命名为"动针"，董氏针灸说的"动气"才是最恰当的。活动既可以是患者主动的运动，也可以是在医生的帮助下被动活动患处，作用是一样的。

关玲：动气针的提法很好，但不好理解，叫运动针法好些，运动的含义更丰富。

王迎：一字之差，代表的意义就不同了。运动，就是活动关节肌肉。而动气，则体现了传统中医的思维。

宋淳：个人感觉动气的提法比较形象。我体会被动与主动运动还是有差别。主动运动后效果较被动好。到具体病人并不是所有的点都有效，所以还有没搞清的机理。另外针的层次也是要考虑吧？一般浅筋膜效好。这种方法也不是所有病例都有效。有效的程度也不同。

马晓红：赞同。和"动针"相比，我也更喜欢"动气"的提法。

陈德成：我有一套"动筋针法"，是在针刺留针或行针过程中，指导患者带针进行主动、被动或负荷运动。其中靶点检查（找到靶点）、针刺技术（针后可动）和运动方法（带针运动）是动筋针法的三大步骤，可以用6个字概括：靶点、针刺、运动。动筋针法以痛点、阿是穴、压痛点、激痛点和筋结病灶点等为治疗靶点；以松解皮下浅筋膜为主要针刺要点；以带针运动为治疗核心；以肌肉的屈伸、牵拉和抗阻运动为技术关键。该针法对软组织损伤所导致的各种疼痛，以及相关的内脏疾病等均有较好的疗效。

ER-1-4a 陈德成动筋针法治疗半月板损伤（一穴多针）　　**ER-1-4b** 陈德成动筋针法治疗头痛（一穴双针）　　**ER-1-4c** 陈德成动筋针法治疗耳鸣（垂直进针）

阎喜换：我的做法是针刺时让患者在凳子上或床上活动，目标是腹部筋膜和背部筋膜的运动。

ER-1-5　阎喜换运动针法（腹部背部筋膜运动）

关玲：我用阎老师的运动针法治疗下肢发凉,屡试不爽。考虑是打开了腹主动脉和髂动脉的张力传递通路,供血效率提高。

【总结】

针刺配合运动,可以提高疗效,运动方案也值得研究。

三、火针

【基础知识】

火针,是用火烧红的针迅速刺入穴内,以治疗疾病的一种方法。具有温经散寒,通经活络的作用。

【刺法交流】

胡晃寿:我用针灸针做火针,0.3mm、0.25mm 的都用过,很多年了,一次性,便宜、方便,效果好。

马晓红:0.20mm 的半寸毫针,或 0.22mm 一寸的毫针做火针也好用,疼痛小,只是要下手极快。

彭增福:相对于针刺而言,火针的优势有哪些病种?

关玲:山西的师怀堂老先生研制了多种火针,有多头、平头、圆头(火锟针),目前在山西中医学院三附院(原山西省针灸研究所)还广泛应用,师老的学生乔正中教授介绍过火锟针治疗肛肠疾病和修复瘢痕。我试过火针治疗膝关节滑膜增生,比用直接灸效果好。

ER-1-6 乔正中
火锟针祛痣

李晋垚:火针对有炎性反应的病灶效果好,可治疗带状疱疹。

彭增福:毫针治疗带状疱疹也不错,火针更好吗?是否可以理解为:相对于毫针而言,火针优势在于皮肤病?曾有人讲,火针对白癜风比较好,用局部点刺。这个似乎比较可信。其他还有哪些皮肤病?

于洋:治病是局部加整体调整,我把针刀和火针、毫针一起用。火针应该是针加灸的合力,与毫针比,劣势在于调气能力差,与灸比,劣势在于热的传感力差。我平时常用的针具有三种,针刀、火针、长圆针,火针对皮肤病效果非常好。

彭增福：哪些皮肤病火针有优势呢？

于洋：我理解对于任何皮肤病，局部点刺只能解决局部病损的问题，不能解决源头问题。火针治疗皮肤病的病种：①痤疮；②带状疱疹；③斑秃；④湿疹；⑤神经性皮炎；⑥丹毒；⑦皮脂腺囊肿；⑧银屑病；⑨扁平疣；⑩表皮赘生物；⑪瘢痕疙瘩；⑫外阴白斑，等。火针除了针刺作用外还有深部灸法的作用。

胡晃寿：我用激痛点火针，效果不错！

彭增福：可能因为懒惰，再加上病人恐惧，我不用火针，但很想了解火针的优势。激痛点用火针不是最好方法。因为我需要做手法，而火针只能速进速出。不知对不对？

刘宝库：与其他针具比，毫针适应证最多，手法要求高，活最细、最精准、最彻底！

贺建政：火针确实有一定优势。而且很多毫针的运用领域都可以用火针替代。触发点也完全可以用火针，因为火针也不全是速刺，同样可以留针，待针体温度下降后再做手法。前提是针的材质要好。皮肤病是火针的一大优势，但不是全部。

关玲：火针和直接灸的作用有些类似，造成一定的创伤，激发修复。还造成局部的红肿和炎性反应，激发免疫调节。所以对慢性难治性疾病，例如风湿免疫病、肿瘤效果好（经黄金昶主任医师同意，附火针肿瘤图片一张，图1-6）。只是病人要经常来医院治疗，不像直接灸可以在家做。

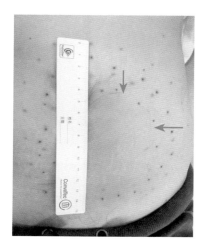

图1-6 火针治疗晚期卵巢癌（黄金昶主任医师提供）

钟士元：我向刘恩明先生学习了毫火针，在临床应用很多，发几段视频供大家参考。

ER-1-7a 钟 士
元毫火针治疗腰
背痛

ER-1-7b 钟 士
元毫火针治疗腰
痛

【总结】

火针可用特制针具或者毫针替代。治疗皮肤病、颈肩腰腿痛和风湿免疫病效果好。

四、针刀

【基础知识】

用带刃的针形工具进行组织的切割、分离、铲剥松解,应用范围很广,例如:颈椎病、肱骨外上髁炎、屈指肌腱狭窄性腱鞘炎、足跟骨刺、第三腰椎横突综合征、慢性腰肌劳损、腰椎间盘脱出症等慢性软组织损伤引起的疼痛,以及一些与脊柱相关的内科、妇科、皮肤科等其他疾病。

【刺法讨论1】原理争论

关玲:我用卢鼎厚教授定制的 0.53mm 的针,效果很好,比普通针灸松解作用强。或许针刀也是这个道理。想问:针有必要带刃吗? 带刃是切割,不带刃是挤压分离。道理上觉得后者好,也相对安全。

贺建政:针刀也不是都切割的,有很多也是分离或剥离的。

于洋:绑 100 根针,也和带刀不一样。针能刺激,长于调气,针刀可以切断肌纤维,长于理筋。所谓不破不立。所以针、刀并用,再加上新九针,治疗的病种就增加很多,在同一个疾病的不同时期也可以采用不同的针具。

关玲:为什么要切断肌纤维? 不考虑瘢痕愈合吗? 是不是有可能:针刀的方法有效,理论解释却不完整?

于洋:不同时期,新病,久病,顽固病,应该治法不同。谁能指出一个东西绝对正确?

宋淳:临床很多时候我们是在试着治疗。如果大家汇集的经验能慢慢总结出应用指征,禁忌和要点,就更有指导意义了。

于洋:针刀的基础研究也许不太全,那么针灸呢? 中药呢? 那么筋膜理论呢? 针刀有很多试验研究,但没有现代的基础研究未必不正确。疗效是硬道理,从疗效反推理论也是一种办法。针刀理论是不是错,现在还不能定论。

宋淳：是的。所以只要疗效是真实的、可重复的就应当推广。在推广中重复验证和研究。完善第一步要做的就是划定应用的区间。

贺建政：有时候就是需要刃呢，为了更安全，当然我还搞了个没刃的。是我治梨状肌时怕出事才改制的，是把骨科的克丝针尖部打磨光，更粗，更好使，那针感是应用毫针想象不到的强。

关玲：针刀松解粘连，但切后再愈合会造成新的粘连。

李晋垚：如果治疗后坚持牵拉，不一定造成新的粘连。本人的肩周炎被手法松解开以后没粘回去。

宋淳：至于松解还是粘连，应当取决于机体的反应。说到底，任何治疗都是某种程度上的诱发反应而取效。

于洋：我理解关老师对针刀理论的理解和批判，应该来几个方面：

1. 原始的针刀理论。原始的针刀理论确实不完善，还在持续完善中，这也是针刀人一直努力的动力和结果。

2. 宣蛰人的批判。宣老的书中对针刀的批判，一些是有道理，也促使其进步。

3. 业内非针刀人的批判。

4. 患者的反馈。我们也会接触一些治不好的患者，原因很多。

5. 最后说一下针刀医生应该掌握的知识结构。针刀医生大多是从别的专业转的，所以在掌握原专业的基础上，我觉得还要有中医理论、经络理论、神经分布理论等等。最后还要有哲学高度的思维。我自从学了针刀以后，才去学手法、九针，现在又重新学伤寒论。所以当一个合格的针刀医生不容易，不是哪痛扎哪那么简单。没有哲学高度思维，你就无法理解不破不立的东西。至于瘢痕，针刀治疗线性瘢痕效果很好，不会再出现新瘢痕，关键在于刀是否扎在病变组织上。

高志雄：成熟肌纤维中有肌原细胞——可发育成为肌细胞（纤维）的细胞。所以骨骼肌小的损害可再生，形成与原骨骼肌无差别的肌肉组织。较大范围损害不可再生，由结缔（瘢痕）组织替代。针刀之所以被很多人质疑，一来因为新生事物，被质疑是必然的；再就是它发展太过迅速，基础研究跟不上。其实许多人用针刀修复术后瘢痕。

王凡:如果说针刀术后都产生瘢痕,那针刀治疗鸡眼、扁担疙瘩、手术后瘢痕,岂不是越治越重,瘢痕越来越多? 事实上鸡眼消失了,扁担疙瘩消失了,手术瘢痕软化了,变小了,这些都是机体修复功能的体现。必先破坏了病理组织而后新的组织才能产生,才能达到新的平衡。

【刺法讨论2】针刀与传统针灸的比较

彭增福:请问针刀专家们,哪些病症,针刀较针刺有非常显著的疗效优势?

王凡:许多针灸解决不了的问题针刀都可迎刃而解,比如最常见的腱鞘炎、腰三横突综合征、枕大神经卡压、股外侧皮神经卡压、腕管综合征、踝管综合征、跗骨窦高压综合征、鸡眼、斜角肌综合征……,颈椎病、腰椎病更不用说了!

关玲:粗针灸针一样治。

彭增福:阁下所列举的全部病症,只要选穴准确,针刺同样可以立竿见影,对于鸡眼我没有经验。针刀与针刺一样,对上述病症的真正手术适应证者,同样束手无策。而且,请解释一下对于上述病症,针刺为什么疗效不如针刀? 针刀优势的中医与西医机制可能是什么?

王凡:以指屈肌腱腱鞘炎为例,轻者针灸按摩也有效,重者指无法屈伸针灸按摩奈何? 针刀一次便可解决问题,这不是针刀的明显优势吗? 股外侧皮神经卡压、腰三横突综合征不知您针灸几次能愈?

彭增福:这个我同意。但其原理是手术机制! 对于股外侧皮神经卡压、腰三横突综合征等,我也有不少是针1次即愈! 针刀会更好吗?

王凡:不管什么机制,治好病就行。况且针刀也不仅仅是按中医理论施术,对许多运动系统疾病就是一个闭合性手术。

彭增福:有人说绝大部分腰三横突综合征是腰大肌激痛点所致。我不怀疑针刀能治病! 宰牛刀也能杀鸡,但有必要吗? 所以针刀应有优势病种,应有适应范围! 如果用得太广,会造成不必要的医疗事故。这方面的教训太多了。那就把普通针刺不能治的划归针刀,就像内科,保守治疗无望时,才用手术切除一样。

王凡:那是一部分,我也有不少针灸一次治愈的病例,但对一些顽固性的针刀就显示出优势了。干嘛用牛刀杀鸡? 杀鸡用杀鸡刀,杀牛用宰牛刀。既会用牛刀,又会用鸡刀,并且合理使用才是正道。

彭增福: 所以必须规范针刀的适应证! 如果针灸不能治,或者比针灸有显著疗效的病症,作为针刀适用证,你们会觉得如何?

王凡: 对,选择好适应证是针刀成败的关键之一。所以针刀教材中每个病都应列一节说明在什么情况下使用针刀更合适。有些情况针灸更有优势。做得越多越觉得不止针刀一种选择,许多情况下针灸或者其他方法更有优势。

于洋: 做一做针刀就自知妙处。但必须能进得去,跳得出,否则很难再进步。因为没有大中医的理念,做针刀到一定程度就很难进步了。针刀的规范,在新技术领域是做的最好的了,不过因为针刀从业者更多,基层更多,所以问题多,所以有些问题错不在技术本身,在人! 我是实事求是讲,针刀的适应人群更多是劳苦大众。

王凡: 完全同意! 进得去,跳得出,还要舍得跳,舍得很重要,不能舍就没有得,就只在针刀里转圈子。

贺建政: 我也做针刀,但是现在做的少了,越来越多的又回到针灸了,但并不意味着我放弃或者轻视针刀了,而是把针刀作为针灸的后盾。当年学了针刀,用了几年之后感觉针灸水平提高很明显,所以建议搞针灸的人都去学学用用针刀。这几年针灸时常常有有如神助的感觉,自己都觉得奇怪了,看来针灸还是有很多需要我们用心钻研的地方。

王凡: 深有同感,搞针灸的学针刀绝对有提高,切身体会。先跳出经络腧穴学学其他理论和方法,再回过头来看经络腧穴是不一样的风景。理解的似乎更全面了,用起来也更得心应手。

彭增福: 完全同意将针刀作为针灸的后盾这一观点!

【刺法讨论3】针刀疼痛的问题

彭增福: 临床上,我用 0.35mm 的 28 号针,病人就觉得痛了。0.6 ~ 0.8mm 的针刀,会更痛吗?

关玲: 我已经用到 0.53mm 圆利针了,不痛。效果很好。

王凡: 肌肉丰厚处一般不会痛,一是进针要快;二是尽量要刺到骨面。如果是做骨与韧带的切割还是用点麻药为好。过去我们做针刀是不做局麻的,朱汉章老师也不用,但有的术式确实痛,病人受不了也影响操作,所以做颈椎腰椎髋关节膝关节等,还是要做局麻的。如果按经络腧穴来治不打麻药完全可以。

高志雄:个人觉得不打麻药与按经络扎还是解剖扎没有直接关系,扎的是肌肉筋膜等软组织。到底打不打麻药与每个大夫对麻药的认识,针刀操作的认识,治疗环境等等主观的客观的因素有关。比如术者认为点到为止,不打麻药患者也没什么大反应,如果医生追求彻底,精细操作,没麻药患者疼痛,反应大也影响操作。还有大夫、患者对局麻本身的误解和恐惧。

黄强民:针刀扎肌腹在运动医学是禁忌的,瘢痕化带来新的痛症。

王凡:有很大一部分是要扎到骨的。

高志雄:扎到骨,但扎骨不是目的,就像切菜要切到案板,并不是为了切案板吧?

王凡:松解横突间韧带、松解关节囊不打麻药许多病人受不了。

高志雄:对,根本没法操作,点一下尚可接受。

王凡:筋骨分离能不接触到骨吗,喙突操作能离开骨吗?

高志雄:为什么要筋骨分离,人家本来就是长一块儿的。我的意思是切骨头不是目的,切到骨更多的是为了解剖明确,循骨安全操作。

【刺法讨论4】如何避免针刀过度治疗

于洋:关于针刀只是对筋膜有效,对结构性张力改变造成的疼痛有效,个人认为过于武断。

关玲:张力大的地方被拉长,治疗是要把筋膜往回送,再切个口子只是增加了局部的代偿空间,只能起临时作用。

吕新荣:你想象一下,一整片连续的筋膜韧带,中间被切了好多洞。然后共同承担拉力的面减少,它该怎么反应? 切洞不可怕,但是切错地方就可怕了。

于洋:吕老师,您确认,您看到被切了很多洞?

王凡:就是切洞有什么好怕的?

于洋:大家对针刀有一个误解,其中最大的一个误解就是哪儿痛扎哪,扎痛点,这根本就不对,针灸长于调气,针刀长于理筋,手法重于调结构,三个对于我来说都不必不可少的。针刀目的是松筋,松筋在为手法调结构做一个准备。举一个例子,我们想撕一块布,可以用手去撕,就相当于做手法,可能撕得很烂,因为你没有一个口,针刀的目的就是给它切一个口。针刀的目的就是先切一个小口然后再用手去撕,这样不仅能够保证撕得很齐,而且损伤不大。早期我是针刀手法并用,后来中老年人八九十岁我只做针刀,不做手法,我发现远期效果一样。切洞不可怕,但是切错地方就可怕了。这句我赞成。同样适用于别的治疗手段与工具。

吕新荣:纯手法也一样,比如扳脖子,可以杀人,可以治病。

阎喜换:于老师,刚才听您说的,特别对,不是针刀不好,如果不管三七二十一,在局部哪疼做哪儿,使局部的肌肉的弹性下降了,就影响了它的功能。

于洋:针刀做的人比较多,基层也相当多,确实有些人做得差些,但不能把针刀也认为是个不正常状态,这是我要表达的中心意思。其实我们对针刀手法配合应用还是相当多的,针刀为主,手法为辅,器械固定,药物辅助,这是针刀治疗的几个原则。

高志雄:针刀治疗不能只着眼于局部,整体观、辨证论治很重要。跟师阎喜换老师学习最大的心得总结——治疗哪里不重要,哪里会受益才重要。我自己的心得,工具方法都不重要,哪种工具、方法更适合当下的疾病才重要。

【要点总结】

针刀可治疗瘢痕,是否产生瘢痕无定论,与针灸比较,优势在于切割,建议学学针刀,将针刀作为常规针灸的后盾。要选择好适应证,避免过度治疗。

五、闪火灸

【基础知识】

闪火灸是用火苗快速直接烧灼皮肤来治疗疾病的一种方法。

【方法讨论】

胡追成:我用的方法是湖南中医药大学岳增辉教授在棉花灸的基础上改进的。棉花灸是王松荣主任受民间蜘蛛网灸治疗蜘蛛丹(带状疱疹)的启发而首创,操作较为简便,无痛苦和副作用,治疗带状疱疹疗效卓著。闪火灸相比棉花灸更为方便和省时。

闪火灸操作:用止血钳夹住蘸95%酒精的酒精棉球两个,先轻轻挤压酒精棉球,除去多余酒精,以甩动时无酒精滴落为度,左手准备三张叠加的纸巾。先右手持止血钳,打火机点着酒精棉球,甩动手腕,使火苗烧灼皮疹及疼痛部位,当火苗一接触到皮肤时,左手立即用纸巾压住火苗,以局部皮肤感觉有一过性温热或轻微烧灼痛为度,动作宜轻、快。反复操作 3～5min 左右,使皮疹周围及疼痛区域皮肤潮红为宜。

ER-1-8 胡追成闪火灸治疗带状疱疹

富大力:我试过,考验的是左右手的节奏感。

胡追成:这个节奏不难掌握。这种方法不仅可以治疗急性期带状疱疹,对于带状疱疹后遗神经痛也是有效的。当然也可以治疗软组织损伤。

富大力:综合了浅刺、皮部、热煨、移神的作用。

胡追成:我看过棉花灸治疗银屑病的。闪火灸不限于带状疱疹的治疗。

【要点总结】

闪火灸目前多用于带状疱疹等皮肤病,效果较好。

六、浅刺针法与手法

【概述】

浅刺法为皮下浅刺,代表性的有腕踝针、浮针等,主治痛症。近期有一些专家发展了此法。还可以配合手法。

【刺法讨论】

刘农虞:我介绍一下"筋针疗法":

选取"以痛为输"的筋穴,浅刺皮下,无感得气,速治筋性痹病(运动系统病)、筋性腔病(胸腹腔病)与筋性窍病(五官九窍病)。其特点是安全(浅刺皮下)、无痛无感、高效速效、简便易学、经济方便、适应证广。操作方法:通过经筋六向检查确定病筋的基础上,循筋取穴(以痛为输、以结为输、以舒为输),选取 1~3 个筋穴,皮肤常规消毒后,使用 0.3mm×30mm 筋针,进针后沿皮下向病灶平刺 20~25mm。活动验证针效,如患者病痛无明显减轻,可调整针刺角度与方向,直至病人病痛减轻。留针5~8 分钟后,如仍能维持针效者则完成治疗;如病痛未减或加重,可重复上述操作 1 次。留针 20 分钟后出针。

ER-1-9 刘农虞
筋针治疗肩痛

于全义:我对针具有一些改良,叫皮内卧针(见图 1-7、图 1-8),留针治疗疼痛效果很好。操作见视频。

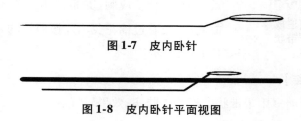

图 1-7 皮内卧针

图 1-8 皮内卧针平面视图

ER-1-10a 于全　　　　ER-1-10b 于全　　　　ER-1-10c 于全
义皮内卧针操作　　　义皮内卧针操作　　　义皮内卧针操作
（背部）　　　　　　（膝部）　　　　　　（肘部）

关玲：浅刺对哪类病效果不好？

刘农虞：疾病一般可分为经筋病、脉络病与脏腑病三类。筋针仅对经筋病有效！如骨病及筋的筋骨型关节炎，筋针效果差些，需配合短刺、输刺法治疗。

关玲：例如膝骨性关节炎属于什么病？哪些需要配合深刺？

刘农虞：膝骨性关节炎均为筋骨同病，如筋病及骨者有效，如骨病及筋者效差些。

胡寿晃：我用了 10 多年了，跟刘老师的方法差不多，对软组织伤痛和部分内科病不错的。

哪些需要配合深刺？一般不深刺，可配合动作，对顽固的、骨性的、病程长的患者，效果达不到预期时我会用针在深筋膜揩摩。其实很多时候浅层针刺刺就很好了。

关玲：有没有规律？

胡寿晃：一般浅刺只要明确受患肌肉，能明确找到触发点，都有当场效果，一二次没效，应该不是适应证或诊断错误。筋膜源性的内脏病也能快速起效。对于适应证很多时候几次就有明显缓解或能痊愈，当然也有十多次以上的。皮下筋膜层刺法加弱电流刺激，我以前常用，可以增效。弱电流刺激是当初受 20 世纪 80 年代詹氏的疏经疗法弱电刺激启发后用在浅层刺上的。

刘路遥：詹氏有不同于腧穴的选点方法，注重循经感传和阳性点。

胡寿晃：詹氏原书大意是，按症状体征归经定点，在敏感点上分主点、副点。

1. 用手指轻柔刺激，使皮肤与脂肪层相互摩擦；

2. 弱电流导钉(类似镵针)皮下刺激。

顾钧青: 皮肤与皮下组织紧密相连的,很难摩擦。

富大力: 先松解,后摩擦。多一层战壕,就多一道抵抗,深度挖掘皮下肉上。

胡寿晃: 应该说的是手指压下时有阻力感,这时进行揉搓,手下与肌肉肌腱交错滑动时会有摩擦的感觉,作者认为这样易于出现传导,皮下组织往往是与皮肤一起搓动,我个人的理解是:做手法时,皮下组织在皮肤的带动下同时滑动,与肌肉肌腱摩擦,而不是皮肤与皮下组织摩擦。

刘路遥: 我理解是在皮下浅筋膜层摩擦,速度要足够快,用力足够小,摩擦产热会循经感传。跟"热敏灸"的感觉差不多。

毛振中: 类似的技术我接受过一次治疗,一位专家给我按摩后背,膀胱经,手法很轻,但不浮,做完了浑身发热。

毛振中: 你们的意思是,把皮下组织带在手上,让手带着它和肌肉之间的筋膜间隙放松,疏通这个区域,是这个意思吧!以前听臧福科老师讲振腹法的时候提到河北有个医生,蹭皮蹭得好,应当也是类似的手法,疏通皮部和浅筋膜。力重了就过到肌肉上,本来应该松的却被压住了,效果就不好。

富大力: 形意拳和北腿里有专门的蹭皮功夫,抗击打用的。

毛振中: 这个手法浅层助卫气,通阳,治疗后发热,有驱风解痉的功效,临床有一类病人说难受,身子皱皱的,很紧,但不痛,适合这个手法。

胡寿晃: 蹭皮可以治病,王雅儒的脏腑点穴手法也轻,主要还是通过皮下结缔组织、筋膜起作用。

富大力: 轻到什么程度,什么反馈信号才是指标?

毛振中: 舒服,患者被做时候感觉过瘾很舒服。过后热应该算个指标,做完脸、身上会发热。医生做应该是手下感到一个阻力屏障,有点挡手就停在那个层次,并把力保持在那个层次。

胡寿晃: 对,力度以阻力感为准或稍加力,维持这个力。

毛振中: 手法浅层、深层,肌肉激痛点,还有骨头都有个"听劲",就是治疗前必须达到阻力屏障,治疗后要突破这个阻力屏障。

富大力: 阻力不均匀咋办?

毛振中:一个圈只有一个力是实力,其他方向不发力。一个圆形按摩简单分四个区。定 0、3、6、9 点。1 是右上到左下力,2 是左上到右下力,3 是左下到右上力,4 是右下到左上,四个方向选择最紧的方向是发实力的,其他在一个圆形手法里是虚力,不使劲。传统皮部按摩就是现代西方的浅筋膜手法,治疗是很一致的。如图 1-9:

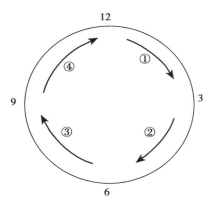

图 1-9　圆形按摩示意图

齐伟:抓痧手法对筋膜特有效,力度由小到大,幅度逐步增加,可以做到接近无痛。

关玲:针上以后让病人动,或者像钟士元主任一样,拔上易罐后主动或者被动运动,效果也是一样的。

【要点总结】

浅筋膜的针刺和手法古人有很多经验,今人也给予了它更多的发展,从工具和方法都有拓展。

七、制冷、制热针和浅刺阵挛现象

【基础知识】

烧山火、透天凉是传统针刺手法之一,是在浅、中、深三个层次施行一定手法,造成患者热或者凉的感觉。

近年来中医微信群中,针灸梦工厂团队(郭松鹏、李玉洁、王迎等)提出制冷针和制热针,大意如下:

(一) 将腧穴分为四层

1. 极浅层:表皮和真皮间,0.2~2mm。

2. 浅层(天部的下两层,腧穴上1/3):即浅筋膜层,2~4mm。

3. 中层(人部,腧穴中2/3):即深筋膜,5~60mm不等。

以上三层,因部位不同,针刺的深度也不同。

4. 深层(地部,腧穴下1/3):深近骨膜,或达骨膜。

(二) 制热、制凉的手法十六字诀

下压产热,上挑产凉,顺转产热,逆转产凉。

该团队认为向下的压力和向上的拉力是关键,两种动作即可满足临床需要,深部也是如此,不必过多复杂动作。并认为,经典"烧透"技术的本质也是如此。

(三) 机制

梦工厂认为:皮肤温度的热凉变化与皮肤微血管床血液灌注量有直接的关系。微循环由微动脉和微静脉构成,在微动静脉上有交感和副交感神经末梢。针尖下压和上挑产生的力学变化作用在皮肤内的压力和温度感受器,产生皮效应,信息经整合传入,在大脑体温中枢和外周交感和副交感神经多机制协同作用下,微循环血液灌注增加或者减少,所以出现热凉感觉和局部或者全身体温的改变。

【刺法讨论】

郭松鹏:提供两个针法现象,大家参考:

病例1:男,68岁。

主诉:疲劳,抑郁,颈肩背腰痛,小便淋漓1年余。

针法:于左合谷穴至灵谷穴(董氏奇穴)区,平缓无痛下压垂直进针0.4cm,无特别手法,针具为0.18mm×25mm,约8mm×9mm范围内,共三针并列。进针过程,立即诱发"邪气"样大幅无节律的紊乱跳针现象。

ER-1-11　郭松鹏
演示浅刺阵挛

病例2:男,50岁。

主诉:患颈肩背腰痛和右膝关节痛2年余。

诊断:1. 颈椎~胸椎上段病(未确诊)。

　　　2. 右膝关节退行性炎症伴结构性变。

针法:依陆彪治疗膝关节病经验和卢喜学开穴原理,于右侧血海穴上区,阳陵泉至足三里之间,选取进针点。平缓下压垂直无痛针法,针具0.18mm×25mm,深0.4~0.5cm,共四针。针后四针出现细微颤动,无规律,排除呼吸造成的影响。留针第5分钟,病人诉:右膝关节内热感伴随酥麻感,有向愈感,舒适,手感皮温升高。留针期间病人深睡。

关玲:我个人理解:制冷制热针法是让筋膜缠绕针身,然后压或提。筋膜力学传导的感觉在大脑反应为冷、热、酸、胀,沿着力线传导(我的理解:也许因为大脑没有"力"这种感觉!所以会用其他感觉替代)。在肌外膜上施加力,出现跳,冷、热、或酸胀,应该都是"力"的表现,而不是"气"。或者可以理解为中医的"气"就是"力"。血的推动力来自心肌和微血管的自律运动,还有外周肌肉的泵血功能,都是力,所以中医所谓"气帅血行",应该就是力的功能,没有力则没有血行,而气的基础,是筋膜力网。扎跳是张力的释放。

宋淳:力行则血行,卫气行分肉间——筋膜。我以为中医的气是呼吸。

关玲:中医的气不仅仅是呼吸,呼吸在中医看来分两部分,一是成分——空气;二是膈肌和呼吸肌的运动。

关玲:微血管的自律运动可能是中医气的核心。我总觉得练气功的一些感觉和这个有关。气功可以让迷走神经活动增强,气功和打坐都是启动副交感,睡觉也是,人体自愈主要靠它。练气功的人是感觉到自律系统的运动了。

关玲:浅刺过皮,就可以见到针振颤,是什么现象?

冀来喜:你肯定是想说看到"经气"了吧?

丁赵:这是皮下筋膜层,皮神经受刺激引发的皮肤振颤。

关玲:皮神经如何可以受到刺激? 为什么有的跳有的不跳?

齐伟:扎深了不会振颤?

关玲:是的,不要深到肌外膜。

齐伟:我在世中联中医手疗法大会上见过一次表演,很想知道是否与疗效存在相关性。

关玲:可能和交感、副交感神经有点关系吧,治疗深层的病应该不行,个人理解。

郭松鹏:非常赞同关玲博士关于筋膜力网的自律性运动是中医"气"的表现的观点。我个人的临床,也是以宏观力学和微观力学平衡原理作为指导的,围绕这个原理,产生若干治疗方法。就临床疗效讲,浅刺有它自身的缺陷。它作为针法之一,必须配合其他治法,不要指望浅刺解决所有问题。针刺后出现的热凉是一种效应,不是临床疗效,只要把握住它的效应样式,也就不难推测它的疗效。

【要点总结】

寒热针法是古代针法的精髓之一,今人在现代医学知识的基础上有了更清晰的理解和认识,也使这一操作更加简单易学。

八、扎跳与瘢痕针刺松解术

【基础知识】

扎跳,即针刺后出现局部或远端组织的跳动或抽动。浅刺引发的跳动在前文中已讨论,本节为深部组织跳动的讨论。

【刺法讨论】

刘宝库:国际中医微信群中,陆飚老师开辟扎跳微信讲座先河,无私奉献,受益很多。下面介绍我的扎跳方法——瘢痕针刺松解术。

（一）扎跳部位

1. 瘢痕穴包括:阿是穴、阳性点、敏感点、扳机点、压痛点、条索、结节、紧张点等,其结构基础是筋膜增生的病理产物——瘢痕组织,故统称为"瘢痕穴"。

2. 瘢痕组织,位于肌内膜、肌外膜、肌间膜、肌腱、鞘膜、韧带、胃肠平滑肌膜、软骨等。

（二）瘢痕穴的形态

为条索状,带状,圆柱状,块状,团状,球状,囊状,片状,网状,结节,混合状等。

（三）扎跳操作

1. 毫针扎跳。

2. 铍针、针刀扎跳。

（四）作用

①神经调整;②改变筋膜结构;③升高温度;④改变生物力学;⑤解除机械卡压;⑥促进血液流通;⑦改变新陈代谢;⑧调动愈合潜能;⑨使有形瘢痕穴变无形。

ER-1-12　刘宝库瘢痕针刺松解术

关玲：刘老师和陆飚老师扎跳区别在哪里？

刘宝库：陆老扎跳，认为是气至冲动所致。我个人管见：扎神经、筋膜，肌肉跳。

彭增福：美国哥伦比亚大学一位退休的杨教授与香港大学搞细胞通讯工程的陈教授与张博士团队，与我在香港浸会曾经研究了一年多，发现针刺可以引起远端针刺针的振动。方法是用高清摄像机拍摄，然后，用电脑分析。做了颈部与前臂（合谷、曲池等），腰部与踝部（三阴交、太冲等）。长针更能观察到远端针体的微细振动。但可惜如我的意料，穴位与非穴位之间，经脉与经脉之间未有太大差异。

彭增福：还有一种节律与心跳一致，但只是近胸区或动脉周边的穴位，估计是心跳的影响。这个没意义。不在我的思考范围。我们还找到了与呼吸一致的节律，但无法解释。其次，还有少数病人出现特殊的节律，如10HZ。

李晋垚：扎跳是关键，一定要在不丢跳的前提下拧紧。朝右拧是烧山火，热！朝左拧是透天凉，冷。

毛振中：扎跳，对刺激的肌肉或筋膜需要找那种结节吗？

李晋垚：没有找结节。有些穴位找结节基本不可能，如足临泣。

唐代屹：常发现很多扎跳与进针深度和部位关系不大，与针灸医师熟练程度及手法有关，同时对扎跳与疗效的关系还需要进一步研究，临床上的确很多患者扎跳后感觉很舒服。引以取得扎跳效果需要深浅及多方向探循，我操作时也常引不出"扎跳"现象。所以感觉扎跳很考验针技。

关玲：干针疗法也强调扎跳。但我见过山西中医学院附院的老院长李济春用两根针"对气"，"气对上"以后中间的大肌肉开始像波浪一样起伏。起伏的节律很缓和，不像我们刺激到激痛点的抽搐。

马晓红：临床体会三角肌扎跳（如果针刺后没跳动就用滞针）的适应证：

1. 对侧腰部至腰以下髋、骶、膝、腿、踝的疼痛；

2. 同侧肩颈臂痛头痛；

3. 对侧脐横线附近小腹、少腹（腹腔到盆腔）的疼痛、淤滞，包括下消化道、淋巴、泌尿生殖系统的急性慢性疼痛、淤滞。例如：扎跳或滞针跳扎左侧三角肌（手三阳经取一经或多经），可以用于包括腹腔内大小肠、盲肠区域、回盲瓣、盆腔区域的急慢性疼痛肿胀等。不管什么病我都要配合腹诊,以决定用针的多少(一般 1～3 针)和选哪条经(1～3 经)。

毛振中:扎跳是把淤滞的结节打开,我认为加上卧针疏通浅筋膜更好。卧针浅筋膜层加上运动,让经气按照需要流通,类似浅筋膜或者深筋膜的疏通手法——推法。扎跳类似中药的活血化瘀,散结通络。急性期的疼痛,看似很多地方都有问题,实际上核心的问题只有一个,其他的是次要的,找到这个核心位置,一针就可以解决。这种治疗思路是局部治疗,因此这个点多位于引起症状疼痛的核心关节的周围,一个严重的问题,往往只有一个最关键的位置。

【结论】

扎跳的现象比较常见,其作用部位层次在哪,以及跳与不跳是否与疗效相关,还需要进一步积累观察。

九、针八髎

【基础知识】

（一）八髎穴刺法

临床医生针刺八髎的经验很多,此处选摘其中之一(文献来源:①《中国针灸》2013 年 8 月第 33 卷第 8 期:周惠芬、丁曙晴、丁义江,等. 八髎穴(骶后孔)定位、测量与取穴方法研究;②《中国针灸》2014 年 3 月第 34 卷第 3 期:蔡海红、王玲玲. 王玲玲教授八髎穴深刺法及临床应用)。

1. 辨穴

上髎穴:髂后上棘所在处的表面有一深的凹陷,肉眼即可识别,凹陷不可见者,可用手指按压。上髎穴位于该凹陷内侧上方约 1cm 处。

次髎穴:用手触摸到骶正中嵴的最高点即为第 2 骶骨棘突,次髎穴正与第 2 骶骨棘突下相平,在第 2 骶骨棘突下旁开约 2cm 处,再用指尖仔细探找凹陷即可;若骶正中嵴最高点不明显者,可先确定髂后上棘与骶管裂孔最高点,其连线的中点即为次髎穴;或可于髂后上嵴内下方约 1cm 处揣按定穴,以上 3 种方法可相互配合使用。

中髎穴:骶髂关节在体表较易触及,中髎穴常可于骶髂关节内下方触及。

下髎穴:体表可以看见臀裂的起点,在该点深处正当骶管裂孔,用指尖向上推即为骶角(骶管裂孔两侧的突起),再揣按骶角两侧的凹陷即下髎穴,下髎穴常位于骶管裂孔顶点旁约 1cm 处。

2. 刺法

用长度为 75mm 或 100mm 的针灸针。俯卧位时,下髎穴的方向接近垂直,其他 3 对髎穴所在的骶后孔有一定的倾斜,因此如欲针刺入孔内深处,必须采用斜刺法并向内下方进针,针刺中髎穴的角度约为 45°,上髎穴及次髎穴较中髎穴而言,进针的斜度依次减少,次髎穴的针刺角度约为30°,上髎穴约为15°,针刺难度也随之上升。当患者侧卧屈髋屈膝位进行针刺时,由于下肢摆放的姿势及自身重力对骨盆的牵拉作用,对于下髎穴、中髎穴往往采取直刺法即能将 70mm 或 100mm 的针灸针深入骶后孔中,而进针次髎穴和上髎穴则须分别采用约45°、30°的角度斜刺入孔。

深刺骶后孔,对医者指力要求较高。针体刚进入孔道时,医者手下常感艰涩难入,一旦进入骶后孔中,便觉有夹缝而下之坚韧感,不似针刺其他穴位之空豁顺利。如果手下感觉为坚硬不下,甚至向下刺入时,觉针体有上弹之感,则针体可能刺入骨面,需重新揣穴或调整针向,否则极易造成弯针。当针体深入骶后孔时,患者感觉针感强烈,可有疼痛、酸胀或诉有触电感向阴道、腹股沟、肛门、下肢传导。四对穴位全部针入后,从患者头侧向下看,呈一斜度较陡的八字形。由于骶骨后部骨面隆凸、粗糙,加之有多层肌肉、筋膜、韧带附着,揣按穴位时,同一穴位的左右两侧在体表的进针点不强求对称,而以针体能完全进入骶后孔为准。参见图 1-10。

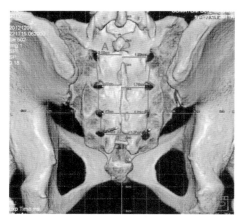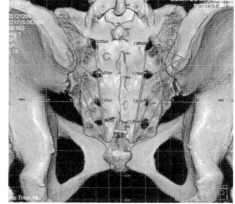

图 1-10　八髎定位

(二) 骶尾丛刺法(胡追成设计)

1. 定位

平第二骶后孔水平之骶骨边缘作为第一针,尾骨尖略上方之尾骨外缘,是为第四针,在第一针和第四针之间等距离再取两个点,作为第二针和第三针。

2. 操作

患者俯卧位,取 75mm 或 100mm 长的针灸针,第一针和第二针直刺,第三针与第四针针刺时针尖略向外,针感可达小腹会阴,有的会出现尿意和会阴部紧缩感。参见图 1-11。

3. 注意事项

骶尾丛刺所在之处,布有坚实的骶髂后韧带、骶结节韧带和骶棘韧带,针刺到韧带时,会有一定的抵触感,指力不到则无法进一步深入。如果进针角度和进针点有偏差,会针刺到骶尾骨骨面而无法进针,此时必须退针重新调整针刺方向,否则会出现弯针折针。第三针和第四针针刺方向不可朝内,针尖必须朝外,否则容易刺入直肠。针刺时诱发出相应的感觉即可,要根据人体

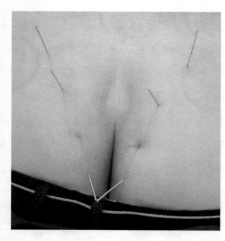

图 1-11 刺八髎(胡追成提供)

体质体形的不同控制针刺深度和刺激量,以免造成不必要的损伤,也有利于把针刺后的不适感降到最低。

骶尾丛刺方案的制定是受王云老师新八髎和上海市针灸经络研究所汪司右教授骶四针之启发,因为似而不尽相同,故而以骶尾丛刺命名。

【刺法交流】

胡追成:扎八髎说的容易,其实很难进去。骶尾丛刺更好扎,但也要点技术含量的,否则也不好进,针感会达到小腹会阴,还有前面的曲骨、大赫,往下横刺,针感立达会阴。上海有位医生,专门治疗尿失禁,在骶部针刺,针刺点虽然不同,但目标点一致。

丁赵:斜刺,神经触击术。

关玲:骶尾丛刺应该是刺激了梨状肌、骶结节韧带,骶棘韧带。沿着骶骨和尾骨边缘是梨状肌、尾骨肌、髂尾肌。后者是盆底肌的一部分,所以可以治

疗盆底肌的张力异常（参见图 1-12、图 1-13 ）。也可能与骶结节韧带、骶棘韧带有关,骶棘韧带有阴部神经绕过,间接刺激了神经。传统八髎是刺到骶孔前面,直接刺激骶神经。

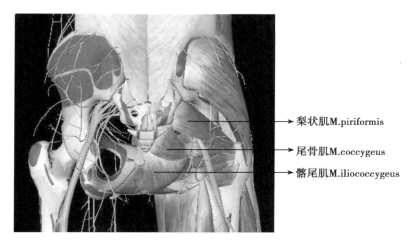

梨状肌M.piriformis

尾骨肌M.coccygeus

髂尾肌M.iliococcygeus

图 1-12　刺八髎穴相关解剖（经 3DBODY 授权使用）

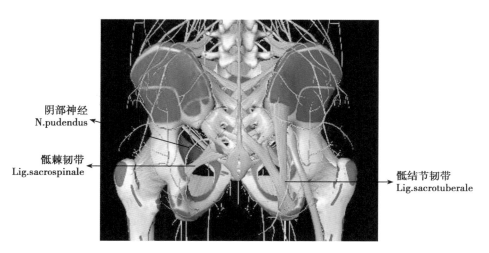

阴部神经
N.pudendus

骶棘韧带
Lig.sacrospinale

骶结节韧带
Lig.sacrotuberale

图 1-13　刺八髎穴相关解剖（经 3DBODY 授权使用）

刘农虞: 我用王玲玲老师的八髎刺法。

贺建政: 我体会八髎不仅仅治疗盆腔疾病而且对一些神经系统和心理疾病也有很好的效果。

唐代屹:胡博士提供的这个图很好,是用的三寸针吗,讲讲扎这八个穴的心法吧?

胡追成:用的芒针,100mm,取新八髎之意针刺的,可以叫骶尾丛刺。

唐代屹:今天带教,刚让学生扎了一个(图 1-14)。

图 1-14　刺八髎穴(唐代屹提供)

李晋垚:扎八髎要扎出八个小酒窝才算。

胡追成:八髎偶尔进去过,失败居多,所以讨巧取新八髎。针下的感觉很沉紧,也不是一定要针这么深,需要的感觉到了就行了,患者会有小腹沉重酸胀或会阴放射感,根据治疗疾病的不同诱发不同针感。

唐代屹:新八髎和旧八髎有什么区别呀?

胡追成:旧八髎在骶后孔啊,就叫八髎穴,新的贴骶尾骨边缘进去。

唐代屹:不过八髎穴的确难扎,我反复针很多人,还是没把握。我是用75mm 的针,常有扎在骨上。

胡追成:是啊,凹陷都压到了,进去就不对了。

李晋垚:偶说长酒窝的应该是新八髎。微信上传过一位王云的新八髎扎法,我也这么扎的,每次看见那八颗小酒窝就很有成就感。75mm 的针到底了(图 1-15)。

胡追成:看来新八髎路数很多,不在有多深。

关玲:王云原图(图 1-16),授权刊登。

胡追成:我在想的是,如果盆腔的疾病针刺靠上点,会阴尿道的问题针刺靠下点,是不是更好呢。

胡寿晃:你们扎的位置比王云原图明显偏移,是否效果都那么好呢?

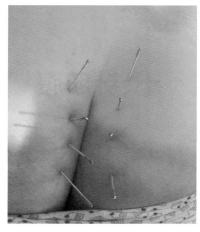

图 1-15　刺八髎穴 (李晋垚提供)

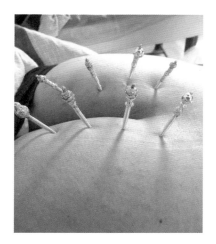

图 1-16　王云刺八髎穴原图

唐代屹: 这个叫新八髎, 与胡博士扎的位置都不一样。

胡追成: 我是借用了新八髎的思路。我的是贴着骶尾骨的边缘进去的, 就算是变异版新八髎吧。其实我觉得点不重要, 重要的是针感出来。在没有标准版的文字描述前, 每个人的定位可能都会不太一样。

张晓君: 治子宫瘤一类的有形物, 王云老师说只在经期治疗, 我觉得是一个很好的提示——所谓给邪以出路! 高!

胡寿晃: 个人主张治妇科病在经期治疗是最好的黄金期, 不独子宫肌瘤; 以往普遍认为在经期不能针灸是不对的。

张晓君: 可是, 对于经量过多的, 有时候不得不慎重吧, 至少要和患者交代清楚。还有, 您有没有发现, 经期针灸患者会更敏感, 她们自己也有避开此时针灸的!

胡寿晃: 你向患者交待清楚就行了, 月经过多本身就可以用针灸调节啊, 通常妇科病与月经周期相关性就比较高, 在经期疾病的状态更明显, 术者才更易把控, 伴月经异常更加无须多虑, 会调节回正常! 即使在治疗打乱了原有规律那也是拨乱反正的过程, 有利于以后重新建立一个新的正常规律吧!

【总结】

八髎穴的传统刺法是进入骶后孔, 后来有很多变异的刺法, 也有很好效果。妇科病不反对在经期治疗。

十、针肌腹

【基础知识】

针刺肌腹的高应力点是治疗骨骼肌劳损的常用方法,由卢鼎厚教授提出并完善。

ER-1-13 卢鼎厚斜刺肌腹操作演示

【刺法讨论】

关玲:近来用卢鼎厚教授的阿是穴斜刺法,针肌腹的硬结,效果很好,只是病人感觉强烈,有病人说是"酸爽"。

于洋:扎肌腹可以减张减压,缓解症状,但不能解决整条肌肉的痉挛问题,更无法间接调整结构。

关玲:应该能,肌腹上往往有多个痉挛点,都找到并针开才行。

于洋:我觉得要分急性损伤和慢性损害,如果是急性损伤,扎哪都行。但是哪个更有远期效果,持续效果,这个还要讨论。运动员的损害和普通老百姓的损害也是不一样的。

关玲:我治的是老百姓多。只是有些远期效果并不理想,只靠扎是不行的。

于洋:我觉得只靠扎是完全可以的。好比一根骨头上的一段肌肉,出现病理变化后,一是肌肉变短,二是骨头歪了,就是倾斜了、扭转了,这个时候判断到底是哪个病变原发比较难,但对于普通老百姓来说,由于他们运动量不是很大或者没有那种突然爆发的姿势,所以他们的损害大多是肌肉的慢性损害导致的结构改变,这个时候只要解决肌肉扭转痉挛的问题即可解决这种骨结构的位移问题,或者说这种骨的位移不足以导致太多的症状,他们对这种肌肉操作与结构改变的依从性较好。而运动员则不同,在肌肉损伤的同时大都伴有骨的位移,所以运动员的治疗和老百姓的治疗应该是不一样的。

王平:以前治疗扎肌腹也是有病人反映第二天特别疼,但是解释不了为什么。

于洋:因为肌腹血运好,有可能刺激血管引起疼痛加重,腱末端不会。

曹国华:足踝和手腕扎肌腱的,一般第二天都加重。

卢鼎厚:中医有句话,叫"已刺勿劳",要让病人在针刺后 1~2 天内注意休息,不要运动。我们发现,针刺可使骨骼肌的收缩蛋白即刻明显恢复,但还没有完全恢复。等到完全恢复以后,要从小活动量开始,循序渐进,防止骨骼肌重复损伤。我们曾经做了一些基础研究,请参考[例如:段昌平,卢鼎厚,傅湘琦,赵天德. 针刺和静力牵张对延迟性酸痛过程中骨骼肌超微结构的影响[J]. 北京体育学院学报,1984,(04):12-23.]。

【总结】

临床针刺肌腹治疗骨骼肌劳损效果好,但治疗后会出现局部酸胀疼痛,一般会在 2 天之后好转。

十一、长针透刺项平面

【基础知识】

网络有一种针法操作,用长针透刺风池,甚至穿透后对拉。

【刺法讨论】

宋淳:多年前见过一个案例,针刺患者项平面后有轻微头痛,经 CT 检查发现蛛网膜下腔出血,好在量少愈后无事了。

胡寿晃:不会的,双侧体表在斜方肌和头夹肌间进针穿透,安全无事,能做到蛛网膜下腔也是醉了,神刺法!

关玲:我见过一个病人的片子,在寰枕和寰枢部位有脊膜膨出。先天的,这在影像科不少见。

胡寿晃:捏起肌肉两边穿刺,0.3 寸针尖根本没有碰到椎体棘突,是不可能蛛下出血的,即便偶尔碰上寰枕、寰枢脊膜膨出的患者,也几乎不可能刺到。除非用九牛二虎之力用针去扯撕寰枕组织!想刺到椎管更不可能,但是,直刺或内斜刺风险就增大了。

胡追成:前一阵就有一朋友寰枢椎脊膜瘤,直接去神经外科手术了,很成功。所以还是先拍颈椎核磁再针刺最保险。

胡追成:我听说某医院推拿颈椎病人死亡的,因为里面有个血管瘤,所以肯定安全第一。

齐伟:最容易出问题的是后脑勺扁平的,项平面狭窄的,还有瘦人或颈曲直的人。

胡寿晃:我信奉安全第一,疗效第二。

【总结】

此法解剖精通方可使用,但是要注意某些病人结构有变异。

十二、干针

【基础知识】

干针疗法(Dry Needling),是用注射针头(后改为针灸针),对激痛点(即阿是穴)进行针刺用以解除疼痛的方法,多用于治疗软组织疼痛。

【刺法讨论 1】 干针是针灸吗?

刘宝库:我个人认为干针的出现对针灸的发展也不能算是坏事,给我们敲响了警钟!是针灸发展的一个契机!有一大批人去发展、壮大、创新针灸方法,针灸的作用原理也许会很快被揭开!但是,干针必须改回针灸这个名字!今天小针刀、刃针、干针等的相继出现,就是抓住了针灸的最实用的、最客观的、最好疗效部分,并给予发展、完善。但是提出个新名词,就想脱离中医了。是我们对针灸精华认识不够才造成今天这个结局。我们不能不检讨我们所走的路。到底问题出在哪里?

于洋:同意刘老师,就是我们对自己的东西太不重视了,轻视了我们的原创!

宋淳:将坏事变成好事是有前提的。欣赏宝库老师的乐观和胸襟,但我是悲观主义者。从现实看,美国的保险与加拿大不同,所以 PT(物理疗法或运动疗法)用干针然后按针灸报销,等于抢了针灸师的饭碗!谁有把握能赢干针属于针灸的争议? 如果输了会什么结果?

刘农虞:我们要了解干针,并在挖掘经筋等经典理论后超越干针。例如筋针不刺入肌层,在无痛无感觉状态下即刻消除痛症。应该拿更好的针法告知 PT,针灸范围更广,效果更好!

陈德成:在学术上我们接纳和学习干针,它丰富了针灸学内容。法律上抵制没有针灸执照的人使用干针。其实我们要做的就两件事:①干针是针灸的一部分,属于针灸学。②使用干针要有针灸执照。

王少白:赞成大家意见! 反对不经严格训练乱扎针。

关玲:干针势不可挡地来了,其实叫什么名字都没关系。在国内医生和老百姓这里,干针就是针灸。我倒是很高兴康复科的医生也能用针灸针治疗,因为国内很多康复医生是中医院校毕业却不再用针。他们重新拿起针灸针也不算件坏事。干针脱离针灸的重要论点是干针不用针灸理论,但是他们不知道,针灸的理论不仅仅是气血阴阳,也有很多其他理论,例如环跳和八髎刺法,完全是按照解剖结构针刺,此外还有全息理论等。我认为要想"收编"干针,必须全面梳理针灸理论,给现代医学一个明确的回答。

黄强民:最早发现激痛点医生用的是湿针(带局麻药),分为"注射"和"穿刺+注射",后又只用注射针头不带药为干针,最后康复治疗师用针灸针做变成今天的干针。外国人不认为是针灸,因为他们扎的是激痛点,不是按中医穴位找穴。有三个规律:一是压痛,手下有条索样结节;二是不同触发点有不同的牵涉痛规律;三是扎到激痛点有特征性的抽搐反应。满足这三点就是激痛点。

刘农虞:《灵枢》中以痛为腧的取筋穴原则也有三,即以痛为腧、以结为腧、以舒为腧。

胡寿晃:不单是工具,在激痛点位置、特征、传导路径、工具上,激痛点与腧穴确实有高度一致性。中医现行的教材早就应该重新定义针灸的概念了,这很重要,国内针刀、圆利针依解剖定位,压痛点扎针都二三十年了,比干针还早。

ER-1-14 彭增福
激痛点针灸

彭增福:我同意并坚决支持激痛点针灸疗法是针灸疗法的一种。激痛点针灸疗法有其明确的适用证,是对传统针灸的发扬。

【刺法讨论 2】 激痛点是穴位吗?

彭增福:西方针刺疗法的核心激痛点(trigger point)理论与传统针灸学的腧穴理论有太多的相似。经比较发现,超过 92% 的激痛点(235/255)与腧穴在解剖部位上相对应,而 79.5% 针灸穴位所主治的局部疼痛与其对应的肌筋膜激痛点相似。激痛点与腧穴均可以引发类似的线性感传,其中二者完全一致或基本一致达76%,部分一致为14%;其次,二者均可主治内脏性症状,如腹泻、便秘、痛经等。因此,二者在解剖位置、临床主治、针刺引起线性感传等方面,都有着十分的相似性。详见我发表的文章:《西方针刺疗法之激痛点与传统针灸腧穴的比较》,发表在《中国针灸》2008年5月第28卷第5期,349页。

胡寿晃: 激痛点和古人所说的穴、传导路线与经络的循行区域路径极其相似,美国Dorsher博士也有相似结论,详见:Can Classical Acupuncture Points and Trigger Points Be Compared in the Treatment of Pain Disorders? Birch's Analysis Revisited, Peter T. Dorsher. The Journal of Alternative and Complementary Medicine. May 2008,14(4):353-359。

黄强民: 当我使用激痛点治疗一段时间后,特别这几年开发内妇儿功能紊乱治疗后,我也觉得触发点就是中医穴位,只是定位更精准。比如说,我做高血压,发现颈动脉上旁有条索肌纤维,压之酸胀痛,一寸针,破皮后点到此条索,并有局部抽搐,留针,血压下降,查之,居然是人迎和水突。再比如做干眼症,扎颞肌第一触发点和翼外肌长头,有跳动感,几次后病人痊愈,查之,居然是瞳子髎穴。所以我认为激痛点是以解剖为基础的中医针灸穴位。

ER-1-15　黄强民斜方肌激痛点操作演示

胡寿晃: 古人云,知为针者信其左,不知为针者信其右,正确的取穴本来就是视察揣穴(触诊),以分寸粗略定位,再揣摸指下的形态精准定位!人体有病时,相应腧穴就会出压痛、紧张、条索、结节、色泽等变化。只是现在很多人只按教科书分寸去扎了。腧穴是一个面,不是针尖大的点,我们推拿点穴用的更是一个面,拇指点穴的这个面就约2～3cm呢,激痛点也是一个面!穴位只是坐标,为的是方便学习和寻找。

马晓红: 我们认为激痛点起源于针灸。可惜美国的干针创始人Dr. Jennet Trivell在她的激痛点著作中并没有这样说,所以她的西方的学生们也不会这样想。她在书中很不起眼的某一页里,用很少的几行小字礼貌地提及激痛点和中医经穴之间的历史渊源和共同点(索引中丝毫找不到),但并没有承认她的发现受中医针灸理论的直接影响。所以对西方激痛点的后学者不觉得这是数典忘祖。毕竟她是用一种西医外科医生和解剖专家但又高于解剖专家的眼光,基于敏锐的临床观察和丰富的临床经验发现和使用激痛点理论体系的。她把整个西医界对人体的认识提高了一个层次。所以这部著作目前已成为许多新派西医的案头必备。

【要点总结】

干针刺法是针灸的一种,没有脱离针灸范畴,对针灸发展有促进作用。

第二篇
疾病治验交流

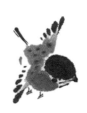

一、周围性面瘫

【刺法经验】

胡追成：我感觉面瘫不好治，惭愧。与病因、病程及疾病严重程度有很大关系。急性期局部刺激大都会加重症状，当然也许是我刺激方法不对。

于洋：早期刺激黏膜，少刺激筋膜。内迎香点刺出血。

孙晓娟：早期要放血。口内咬肌黏膜的齿痕硬结点刺放血确实明显。

廖威：黏膜刺激是在口腔里针刺吗？用什么针具？割治？还是点刺放血？

于洋：是的，内迎香亦可，不是用毫针。

陈德成：关于面瘫，以前在国内治很多，每天都有，其实大家治法都差不多，怎么治都有效。但有几点体会值得分享。

（1）早期局部治疗效果好。西医和有些中医的观点，"面瘫早期千万不要局部用针，否则会造成永久性面瘫"，其实根本不是这样，越早治疗，效果越快越好，一定扎局部。

（2）我们多采用 1.5～2.0 寸针皮下斜刺，一针两穴。

（3）通电时要用间断波，不用连续波。

（4）针后拔火罐，闪火罐，不是气罐，效果会更快。有人怕针，我们只拔火罐也有效。

廖威：我只用毫针，但是根据面瘫恢复情况选不同长短粗细的针具也大多治愈了。倒错、痉挛、联动这些后遗症哪位老师介绍下经验？

孙晓娟：我自己得过。加强休息、热敷、针和灸合用效果才更好。艾灸的痛苦较小，加上艾灸恢复快。

冀来喜：我尽量不用电针。总结一下面瘫后遗症的，基本上都用过电针，面部血运丰富，敏感，电针刺激量过大了不适合。

廖威:冀老师说的有道理,尤其早期电针量大容易出现后遗症,很麻烦。

齐伟:寰椎横突滑囊针刀刺破,挤出粘冻状物,可缩短疗程。此法来自大连张铁峰老师,进针点为翳风穴下方,可摸到囊性结构,横突滑囊是我个人认为的,不一定准确,但此法疗效确切。

廖威:寰椎横突与面神经的解剖关系?

于洋:面神经乳突孔出颅,向前外穿入腮腺,先分上下两干,再各分为数支并相互交互成丛,最后呈扇形分为五组分支,由腮腺上缘、前缘及下端穿出,支配面肌。顽固性面瘫治疗起来要狠一点。我的看法,要让近乎废用的肌肉兴奋起来。

刘路遥:感觉顽固性面瘫在腹部找压痛点松解不错。

马晓红:自己治疗面瘫的临床经验,分几步:

(1)最好先快速通腑,针灸消除腹腔内肿胀、结节(触诊对比),常用阳明经穴,大小肠下合穴,募穴(如中脘为左侧口眼歪面瘫要穴)等。

(2)松解后背夹脊穴上结节(触诊对比,尤其上背肩胛膏肓穴一带)。病人侧卧或俯卧(侧卧时更容易找到),触诊、揣穴找到结节点或压痛点,手法松解或毫针松解。胸4华佗夹脊到膏肓一线和胸7夹脊为重点。

(3)松解枕骨下结节(即风府-天柱-风池-翳风一线),一般患侧枕下手下结节感和压痛很明显。病人坐位或卧位。揣穴、触诊找到枕骨下结节(大的可以有包块的感觉,小的可以是条索或僵硬感觉。病人一般会有明显的压痛感)。用手法或用毫针变换角度针刺,随症可加针上小温灸。

(4)面部局部取穴。随症加减穴位,如眼睑不闭可加阳白、四白、太白等。对体质太虚弱者,病在右可加灸气海;病在左加灸中脘。为巩固疗效,可以嘱咐、指导患者或其家属每日早晚用食指关节按压枕下结节,和用指腹沿胸锁乳突肌找压痛点按揉;根据情况加适当温敷,改正口呼吸的习惯等。

ER-2-1 钟士元
毫火针治疗面瘫

关玲:我的经验,早期在耳垂的内耳区放血,乳突部位放血拔罐,针刺宜浅。

钟士元:对顽固性的面瘫,我用毫火针。这个病人面瘫两年,已经用过很多常规办法了,外地病人,每月只能来1~2次,自觉毫火针治疗后面部发紧症状改善,但是治疗间隔太长,疗效很难观察。供大家参考。

二、屈指肌腱狭窄性腱鞘炎

【基础知识】

因反复摩擦致使鞘管肥厚狭窄引起的疾病。女性多见。又名扳机指。查体可在掌指关节掌侧触及黄豆大小的痛性结节。

【刺法经验】

贺建政：扳机指局部用针刀,桡骨茎突部狭窄性腱鞘炎不动局部,用触发点可以治疗。

胡追成：症状轻的扎对侧大脚趾相应处,同侧合谷、鱼际,可以奏效,但是严重的病例,不局部处理好不了。

刘路遥：前臂内侧的结节松开,胸小肌松解,之后会慢慢好。

胡寿晃：我在前臂屈肌群、拇短屈肌找激痛点。

刘农虞：我用循筋寻找筋结点针刺。皮下浅刺,针尖指向病所。

贺建政：有个方法慢一些:用手指甲压揉结节,同时屈伸手指,要坚持,疗程长,可以教给病人自己做。用斜刃针刀,收效明显。

高志雄：薛立功先生长圆针就是斜刃。我的经验是:单纯一指狭窄卡压日久,结节较硬,活动受限严重的先针刀局部解决;单纯一指狭窄但局部硬结不明显,活动受限不严重,可局部理疗,再查同侧颈椎,上臂;一手多发或者双手多发的首先考虑颈椎,之后再治疗局部。

于洋：我大致把"腱鞘炎"分三类:

(1) 是真正的狭窄性腱鞘炎,这大多见于局部反复劳损的人,这一类是针刀治疗效果最好的一类。但治疗点很重要,并不是那个结节。拇指在掌指横纹上,其他手指在掌横纹远端,近端就没有了,可以用针刀向远端推切,一定要注意层次,要切到腱鞘,不要动肌腱。

（2）是全身激素水平紊乱的一类，多见于产后、更年期前后的患者，这类患者多有局部疼痛、肿胀、晨僵，而且是多手指同时或者交替发病，但狭窄却并不明显，此类患者单纯针刀治疗多以失败告终，甚至越治疗越重。可以考虑从颈椎治疗，调整自主神经的功能，局部温灸，中西药物综合治疗。

（3）是由于骨与筋膜的关系紊乱，这个问题其实不是局部的问题，是肌腱扭转，在通过腱鞘的时候不是以正常的方式通过，而出现的假性狭窄，这个原因可能在腕骨，可能在屈肌腱近端，也可能在肩胛骨、胸廓、颈椎，这类针刀治疗是可以的，但要找准部位，并不只是局部治疗，而且要配合手法。

朱建伟：第一、内分泌异常在本病发病上有重大作用，女性为什么在产前、产后易得桡骨茎突狭窄性腱鞘炎？这主要是内分泌紊乱使韧带，筋膜松弛之故。韧带、筋膜松弛后使关节活动范围过大，也使腕关节上游和下游关节因为松弛而易造成关节对位发生错乱，从而产生不良应力，加之突然多抱孩子的活动导致腱鞘炎的发生，我们每个关节在前、后、左、右、上、下的肌力分布是均衡的，这种均衡一旦被打破，会使关节对位发生错乱、扭曲，人在使用关节时，从软组织上的传导的力会出现异常，从而干扰关节附近的血管和神经，出现症状。

第二，有关屈指：呈略屈曲、完全伸直受限、疼痛的患者，一般卡压症状不明显，单纯在局部针刀一般效果不好，主要是没有研究清楚其中的发病机理，这种病人主要病变在屈指肌腹上。由于过度劳损，使屈指腱肌腹变性，发生痉挛收缩，失去弹性，使肌肉屈曲收缩，其拮抗的伸肌相对肌力变弱，所以平时呈略屈曲位，在治疗时局部治疗必须加上肌腹的治疗，把肌腹切开，纵切，然后拉伸，使其痉挛得舒，血运改善，恢复弹性，才能彻底康复。

郑勇侠：还有一种是长期慢性颈肩病的患者，使 C6～C7 及 T1 所支配的肌群收缩、痉挛，所引起的深、浅屈肌的肌腱长期劳损，出现慢性无菌性炎症、水肿、钙化、粘连，屈伸时发生弹响和疼痛。需要处理颈椎。

三、肩凝症

【基础知识】

肩凝症,是肩周炎的一种,是因肩关节周围的滑膜、韧带、肌肉、肌腱和关节囊等软组织的损伤或退行性改变,临床主要表现为肩部疼痛及活动障碍。

【刺法经验】

黄强民:主要治疗三组肌肉:①肩胛带肌、冈下肌和肱三头肌;②肩胛下肌;③肩前肌群。

彭增福:真正的肩凝症多与肩胛下肌有关。通常还要考虑小圆肌、冈下肌、冈上肌。

刘路遥:肩周炎治疗不简单。可以配合中药。局部电针疏密波运动受累肌肉,我远端一般用大腿前侧肌肉、腹直肌肌肉电针疏密波运动,中医可以称之为鼓荡阳明经气血,配合运动肌肉,给关节囊减压和做再灌注。

丁赵:肩关节囊性粘连。要把肩关节囊对穿后还要做手法,我用银质针加关节松动手法。

宋淳:先针灸止痛、后手法松解、主动活动、内外结合。需要医患配合,坚持治疗。本病属于自限性疾病,大多可以自愈。

丁赵:我的一位病人,骨肉分离,都没能改善关节活动度,后来把关节囊做了,才好转。单冈下三肌就扎了五十多针,全部骨肉分离,冈上窝三十多针,肩胛下肌十二针,肩胛提肌六针,颈椎的椎板连关节突二十四针,喙突,三角肌,胸大肌附着处,骶髂关节,银质针治疗都没见效,后来对穿关节囊才行。

刘农虞:部分肩凝症是足太阳经筋病,可在肩背部循筋取穴筋针治疗。大多循筋即顺肌纤维针刺,少数横刺,可与肌纤维垂直针刺。

胡追成:肩周炎早期是最佳治疗时期。严重的病例可以在臂丛神经麻醉下直接松解,但是后期康复治疗要跟上。

宋淳:临床依据疼痛与活动障碍而诊断肩凝症的其实很多都不是肩凝症。要有关节囊挛缩的改变才是肩凝症。

丁赵:有两种情况,一种是关节囊挛缩,一种是肿胀。都有肩关节活动障碍表现,肿胀的患者多会有夜间痛。

胡追成:可以针刺对侧太冲、阴陵泉、足三里,同侧针刺后溪、鱼际。足三里和阴陵泉找到痛点就扎。远端镇痛有效。

关玲:哪个方向活动都障碍,可能是盂肱关节的粘连。

马彦红:肩凝症(关节囊变性引起的)临床治疗确实有难度,尤其更年期妇女和有糖尿病的,除了局部肩的问题,这类病人心理上也有很大障碍。

李振全:只要改变一下思路就不是这样的效果了!

一个是点:痛点直接施针,动态操作,以点带面。3~5次治愈。

二是操作中一定要带面,绝不是一个点。边提动针体,边活动上肢,局部有热感产生。在肩周炎这一块,中医讲是风寒的问题,还有一个就是损伤,没有特殊情况的情况下,一般要考虑三个问题,一是经络,二是穴位,三是动态查找。我一般治疗是这样的,做三个动作,第一个:外展,上举,摸头;第二个:前屈内旋摸对侧肩;第三个:后伸内旋挠背。简称摸摸头,搭搭肩,挠挠背。通过这三个动作确定功能受限点,找到压痛点,缓慢进针,肌层、筋膜层和骨膜病变组织的硬度是不同的,我一般以进针感觉为主,到了病灶点,直接滞针,提动,松解。发一个图片供大家参考(图2-1):病灶点直接进针,不受穴位、经脉的限制,而且效应直接、快速。功能受限点直接动态施针“以点带面,深部效应同步”,施针治疗时,局部一定要有热效应。

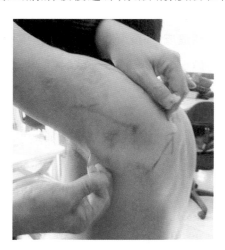

图2-1 滞动针治疗肩周炎

关玲:我这里正在看一个病人,男,56岁。左肩痛3月余,活动受限。白天夜间都痛,局部没有明显痛点,感觉成片痛。查体:颈部6个方向活动都受限,仰头时项后疼痛。肩部除对侧搭肩外均受限。肩胛骨活动度好。盂肱关节处活动度差。横突无压痛。C3~4关节突右侧高。肩部肌肉检查,除冈下肌、胸小肌轻压痛外,其余有条索但无压痛,三角肌轻度萎缩(图2-2)。

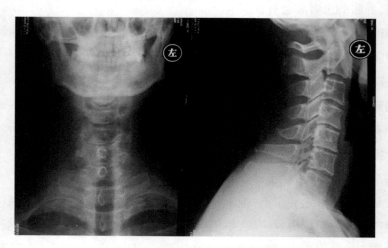

图2-2　肩凝症患者颈椎X线片

丁赵:看片子椎板与关节突有问题! 并非是单纯的肩周炎。颈椎的前、后结节以及关节突,椎间孔横韧带,四边孔再查查,24小时不间断的疼痛找神经与滑囊。

胡追成:曲度变直,C5、6水平项韧带貌似钙化。看看肩胛上神经和四边孔。做一下肩胛骨牵拉试验,肩胛上神经卡压会导致夜间痛甚,而且是休息痛。

关玲:静息痛的位置(图2-3):

丁赵:这是典型的滑囊和神经受累。典型的滑囊痛是夜间的静息痛。检查四边孔是否有压痛,一般是有压痛。另外,三角肌下滑囊、肩峰下滑囊和肩关节囊肯定也有问题,第一步:夜间痛,要直接减压,从肩峰旁经三角肌下对穿,直接扎到三角肌止点,针要粗、长,把三角肌下滑囊扎穿,夜间疼痛减轻。第二步,肩峰下滑囊要做一下。针从肩峰点直接向下扎,贴着肱骨直接向下。

李振全:这不是单纯的肩部问题。

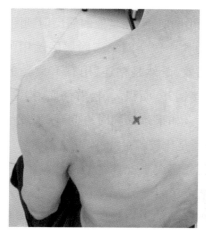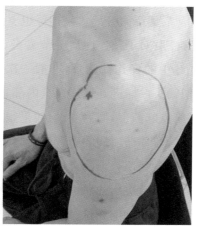

图2-3　肩凝症患者静息痛部位

关玲:问题是肌肉没有压痛,软而有力。查不到高张力点。

胡寿晃:不一定有压痛,条索或张力异常亦可。

胡追成:对侧太冲、绝骨、光明、足三里、阴陵泉,同侧鱼际、后溪,针刺后尺泽放血,试试。另外颈夹脊点刺不留针,刺深点,出现传导最好。

于洋:你再给他灸灸。

关玲:曾经温灸过,灸后无力为主,疼痛加重。

王凡:可牵引一下颈椎,如果症状减轻,不排除颈性肩周炎。

钱心如:有可能是神经的问题,滑囊炎应该有压痛。还要排除的是盂唇的损伤。

钱心如:肩凝症是关节囊炎,不是滑囊炎。滑囊炎在常常肩峰下压痛并传到三角肌下甚至肘。肩胛上神经和腋神经受累的可能性比颈神经的可能性大。

胡追成:肩髃透极泉。肩髃透极泉目标是腋神经,另外就是按照肩胛上神经的阻滞进针。

钱心如:如果怀疑腋神经可以松解三头肌的长头。肩胛上神经长期卡压的话,会有冈上肌和冈下肌的萎缩。

关玲:冈上肌和冈下肌没有萎缩,但三角肌有轻度萎缩。

钱心如:腋神经受损。松解三头肌长头。时间长了可并发肩凝症,肩凝症常常从后囊受限开始。腋神经也支配小圆肌,可能是他的痛反射到冈下肌。

王建朝:对于粘连性肩关节囊炎,山西中医学院第三附属医院用师怀堂的新九针中的锋钩针治疗,一般一次见效,既然是粘连,用有135°角的锋钩针,就像锄头一样进到粘连组织内部直接钩开,面积大、松解彻底,钩完拔罐。处理时给点麻药,一周后复诊,效果很好。如果颈椎同时有问题,那就另当别论。当然,合并糖尿病的患者治疗起来还是比较棘手的。

高志雄:我用针刀的常规操作思路:先解决支配神经的慢性刺激,再解决局部滑囊,再解决肩袖肌肉局部,之后结合功能训练。

第一步:颈椎前屈位,需要松解的神经根的上位椎体棘突高点,旁开一横指大概2.5~3.0cm,垂直进针至骨面为椎弓板,关节突关节,根据手感稍做两三下提插松解,提针至皮下针尖向外再次进针沿椎弓板外缘向下探寻松解,指下松动,针下落空即止。

第二步:冈上窝冈上肌压痛条索及肩胛上神经穿行的周围压痛点松解。

第三步:针刀沿喙突上缘、上外侧缘、下缘松解,上缘同时直刺进入肩峰下滑囊松解。

第四步:肱骨大结节冈上肌附着点直刺向肩峰下滑囊、三角肌下滑囊。

第五步:针刀松解三角肌,大、小圆肌,冈下肌压痛、压痛条索,手法松解前锯肌,肩胛下肌。

【后续介绍】

这个病人针刺肩袖肌群疼痛加重,艾灸局部,疼痛加重,肩峰下神经阻滞无效,关节囊注射无效。后患者本人(也是针灸专家)自行设计了直接灸关元气海加运动健侧肩膀的方案,3个月后痊愈。

四、肌源性髋关节痛

【刺法经验】

于洋:介绍一个病例:这其实是一个假性的髋关节痛。患者原来是主诉右髋关节痛,行走时有顿挫感,X 片双髋关节、股骨头未见异常。针刀松了右侧腰方肌、内收肌后好了,一周后左髋关节又痛,如法前法处理了左侧腰方肌和内收肌,固定了左侧踝关节,现在三周了,两条腿都没问题。有老师提醒注意骶髂关节。但是从解剖结构看,骶髂关节不会单独损伤,或者很难损伤,但是我们手法整复骶髂关节是有效的,这也是个问题。

关玲:为什么固定左踝?

于洋:足弓有问题,抬高足弓,绑紧后,脚心处还放了卷绷带。

关玲:可能会不持久!

于洋:不好说,她有点胖,我正动员她减肥。

王迎:放绷带是不是让病人走路的时候一直都要有脚心着地的感觉,好保持踝关节不偏?

于洋:是,我是这么想的。

王迎:我想还是应该让患者主动去纠正姿势,绑是被动,姿势不注意的话可能会回来。

于洋:是的,这个就要后续的康复运动治疗了。

关玲:按阎喜换老师的说法,应该治髂腰肌和内收肌。

钱心如:这样的髋痛可能是骨盆不平衡的结果,能找到因最好了。下肢任何一个问题都有可能是因,多会累及骶髂关节。

于洋:调骨盆是个大思路。骨盆和踝关节都是不稳定的根源。

王建朝:我也遇到过这样的病人。就是骨盆旋移,不管是怎么旋移,只要是找到最紧张的地方,一刀解决问题。有个典型病例也是右髋疼痛,后来在左侧腹股沟摸见一个硬结,一刀解决问题。半年随访正常。

五、足跟痛

【基础知识】

足跟痛主要表现为单侧或双侧足跟或脚底部酸胀或针刺样痛。多由足跟的骨质、关节、滑囊、筋膜等病变引起。

【刺法经验】

周科华：足跟痛可能表现为骨刺或者足底筋膜炎，针刺劳损肌肉立竿见影。

富大力：跟腱前后左右都排查一下看有没有压痛点，直接扎足跟，效果好。

钱心如：一定要治小腿三头肌，不然效果不持久，治疗后表链都会有效；拉伸足底筋膜：脚掌站于台阶边缘，用体重压迫脚后跟向下。

李振全：滞动针减压松解，滞动针治疗足跟痛：进针点通常选在膀胱经，承山穴下 4 寸处，平刺向跟腱（针在跟腱内行走），进针 3 寸。滞针后，将针体向承山穴方向提动 3~5 次。效果即刻，一般不超过 3~5 次即可治愈。

贺建政：针刀痛点松解，疗效确切可靠彻底，我的病人很少有复发的。

于洋：我的病例中，单纯痛点松解，能一次治愈的大概在 6 成左右。这不是一个单纯的病，所以不可能只做痛点松解，我说的痛点松解包括了足跟局部、小腿后侧、跟腱。其实有个别很麻烦的。我的思路是：局部针刀松解+手法调踝关节，再做踝管治疗、小腿肌群松解、髌下脂肪垫治疗、腰臀部肌群损伤治疗，哪个阶段治好了就终止。

丁赵：跟腱前、跟骨上看看有没有压痛点，假如有压痛点经过按压后跟骨痛立刻减轻，跟腱前跟骨上滑囊（图 2-4）炎会导致足跟痛；第二个是跗骨窦（图 2-5），跗骨窦高压也会引起足跟痛。

曹国华：瑞士人喜远足爬山，跟骨痛、跟腱部位疼痛类疾病高发。我治疗

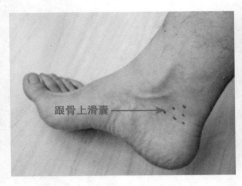

图 2-4　跟骨上滑囊部位

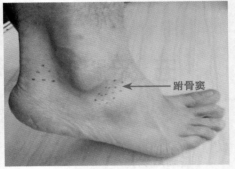

图 2-5　跗骨窦部位

多在筑宾穴和阴谷穴周围或两穴连线上找痛点,治疗痛点就好了,但治疗中和治疗后要注意休息。

高志雄:我有一个病例,颈椎病同时足跟痛,我针刀治疗颈椎病后足跟痛缓解,颈椎治疗两次症状全无,足跟痛缓解大半,作何解释?

于洋:这个是神经调节的问题。其实,颈椎的治疗,当然包括颈和项,对人体的自主神经调节作用,可以治疗很多疾病。有用调整寰枢关节治疗足部痛风急性发作的方法。

王凡:微针刀广泛切刺跟腱可有效缓解足跟腱痛,比普通针刀效果还要好。大陵穴及周围针刺也可以治疗足跟痛。

曹国华:艾灸足底筋膜(悬灸)。

关玲:第二掌骨近心端针刺治疗,即刻效果很好。查体:先做深蹲,能蹲下去和小腿三头肌无关,蹲不下去的用艾条灸整个小腿,也有效。还可以查足趾背屈,能达到 90°的,说明足底筋膜不紧张,不能达到者,艾灸松解足底筋膜。

宋淳:①针对局部痛点,紧张的软组织用针刀、火针;②针对软组织的延续部;后表线治疗;③针对软组织延续部的拮抗部如髌下脂肪垫、股直肌治疗;④针对骨性结构,足弓,甚至膝、髋治疗;⑤针对反射点,如手腕治疗。

刘农虞:足跟病属于足太阳、少阴筋病,可循筋取穴,筋针治疗。也可配合醋浸足跟治疗。

胡寿晃:足跟痛循经上下找点治疗即可,触发点治疗足跟痛疗效也非常好,近十年使用触发点经验,其中证明触发点治足跟痛效果很好。

王迎:足跟痛可以用五虎五(董氏奇穴),也可以在对侧掌根找平衡对应点扎效果也不错。

阎喜换:谈一点足跟内侧痛的体会:足跟内侧痛主要表现在跖方肌部位的压痛。跖骨内侧、外侧神经所分布的地方都会有压痛或不适感。足内踝上方容易形成卡压点,压痛在此比较明显。胫神经上行是坐骨神经,故凡能使坐骨神经受到牵扯到的筋膜力线的改变都可引起足内侧痛。坐骨神经的压迫并不是直接卡压而是可以因不同的原因引起肌肉间不协调运动,即筋膜间滑动障碍引起,又因内收肌弹性比较大,所以一般没有自觉症状属于隐性激痛点的一种。临床上检查可以发现:①在大腿内侧滑动触摸可有压痛点;②可以看到有较对侧深的肌肉斜横纹;③痛点在较深的肌肉横纹中(肌筋膜挛缩点)。治疗采取:①毫针直接刺在压痛点上(深浅根据挛缩的筋膜的情况而定);②另一只手按扶在足内侧卡压点上;③持针之手不需做大的捻插,只需轻捻慢触挛缩的筋膜,使其松解。此时按扶在卡压点上的手下可有松解的感觉,压痛也会随之减轻或消失;④按肌肉筋膜走行将足底进行展平捋顺。

于洋:跟腱炎大多见于运动员,这个要考虑跟距的关系了,如果只是普通人的话,就扎止点即可,但对于打过封闭的要谨慎。对于运动员或者运动较多的人,胫腓骨的关系也要调整。

王凡:跟腱的问题不能只从跟腱考虑,要从其源头着手。以往有大陵穴治跟痛症的经验,而跟痛症与跟腱有很大关系,所以大陵穴也应能治跟腱痛。又从筋治筋的经验考虑,落实到掌长肌腱更具体。我治过一人病人 60 多岁,左跟腱痛半年余,逐渐加重,已影响行走,跛行。在腓肠肌和比目鱼肌针刀治疗后有所缓解,后针右侧肱二头肌腱和掌长肌腱加运动 1 次,症状明显好转,又针 1 次现已基本恢复正常行走。肱二头肌腱和腱膜覆盖诸多屈肌,针此肌肉一针可能对它们有影响,从上端松解。只是探索,不一定对。

于洋:有部分患者的足跟痛是由于跟骨旋转造成的,在年轻人多见,有人拍片见到的骨刺,其实是跟骨旋转后出现的假象,这个对筋的松解显然是没效的。个人并不认为,跟痛症的治疗很简单,要局部和整体全面考虑。

刘农虞:男性患者,38 岁,2013 年 11 月 4 日初诊。右足跟痛年余,2012

年 10 月出现右足跟痛,行走时有扯痛,2013 年 2 月参加香港马拉松后右足痛加重。晨起着地即足跟痛,跑步后扯痛加重。舌淡红,苔薄白,脉细弦。查:右足跟中央压痛。诊断:足跟痛,筋肉型。

治疗:在右侧内踝后下方触及筋结点,以 0.30mm×30mm 筋针,常规消毒后进针,沿皮下向足底纵刺 20 ~ 25mm,再嘱患者活动足踝与踩足跟着地,根据疼痛程度微调针向,即刻痛减(VAS 疼痛评分 4 至 3),留针 20 分钟(图 2-6)。

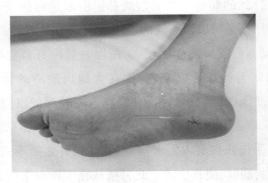

图 2-6 筋针治疗足跟痛

11 月 8 日二诊:针后足跟痛减 2 日后又作,守法治疗,痛减(VAS 疼痛评分 4 至 2.5)。

11 月 25 日四诊:针后足跟痛减,重压局部仍有痛感。上法加足底压痛点前方 2cm 处筋穴,沿皮下向痛点纵刺 20 ~ 25mm,再嘱患者活动足踝与踩足跟着地,根据疼痛程度微调针向,即刻痛减(VAS 疼痛评分 3 至 2.5),留针 20 分钟。

守法至 2014 年 3 月 28 日第十三诊时,足跟痛基本消失,(VAS 疼痛评分 1.5)。

六、腰大肌损伤

【基础知识】

腰大肌为一长梭形肌肉,起自整个腰椎椎体侧面及横突,向下与髂肌相合,经腹股沟韧带深面,止于股骨小转子,其后方为腰丛神经、骶丛神经。在下肢疼痛中扮演重要角色。

【刺法经验】

关玲:针刺腰大肌可以从腹部进针。

丁赵:从大腿后面可以。

彭增福:大腿后面扎,可能只能针在腰大肌止点处,而且血管更多,更易出血。

彭增福:髂肌在髂骨内翼,肯定不是髂肌。是腰大肌中下部。

关玲:我看你描述,扎的是髂肌。

彭增福:看针尖方向便知。

齐伟:腹部长针应该可以,要小心腹主动脉。

刘路遥:有人考虑过扎腰大肌从体侧进针么?

陈德成:我针刺腰大肌是从腹部刺,深刺。腰大肌痛一般向前弯腰不痛,直腰或后伸痛。正中线左侧0.5~1寸为腹主动脉,要避开,先用手摸摸就知道了。针腰大肌,先找压痛点,再找起止点,全部松开就好了,其压痛点在腹部。

年轻女患者,在健身房与同伴比赛仰卧起坐,第二天,腰痛不能伸直。针一次,当场就直腰了。具体操作如下:

腰大肌的压痛点一般在腹部脐旁下2寸,从脐旁至耻骨结节、腹股沟、大腿前侧、小转子上寻找压痛点。腹直肌不发达的,在压痛点上可以直刺;腹直肌发达者,要从其边缘向内斜刺,直达痛点(左侧要避开动脉)。腹股沟和大腿前侧上半部疼痛,多为髂肌受损,在髂窝和小转子寻找压痛点,小转子的体表投影在耻骨联合下缘与腹股沟交叉点下5厘米,平刺或斜刺。检查时,屈膝,大腿外展,旋外,用拇指轻轻按压,可发现小转子,大约在腹股沟中点下方,取2~4个压痛点针刺并配合运动,可配合直腿抬高、仰卧起坐,运动后也可通电。

马彦红:腹部压痛点如何区分是腹直肌、腹内脏器,还是腰大肌?

陈德成:①根据病人症状和病史,初步认定是腰大肌损伤。②腹直肌较表浅,轻轻触诊即可排除。③腹部深层按压不要在腹直肌上压,从其外侧缘按。④内脏都在腰大肌前面,内脏病变引起的腹痛,不会是按到腰大肌才开始痛,一定是手稍稍用力,即剧痛,或有反跳痛。⑤腰大肌在腹部最深层,重压时才能触及。可以感觉到腰大肌的形状,慢慢滑动,就可找到压痛点。进针不能捻转。全凭手下感觉。

胡寿晃:区分内脏还是肌肉:①可作相应肌肉快速测试是否肌肉有损害;②触诊肌肉有无触发点存在;③真性内脏痛,会伴随其他病理学改变(影像和实验室检查支持)。

丁赵:改变呼吸方式是根本解决之道,腹式呼吸法。

陈德成:有些腰大肌受伤不能平卧,侧卧屈髋屈膝,沿着腹直肌外缘进针。但针尖不必有意避开大小肠,也没有办法避开,其实进针缓慢,当针尖到达大小肠时,大小肠都会自动逃逸。古人告诉我们"肚腹深如井,腰背薄如饼",腹部大胆深刺,不必担心。

于洋:快进缓刺,神经血管规避,再加上指压,抵骨面,可保无虞。但我习惯用针刀扎起止点,后侧进,刀感横突松了即可,辅以手法。

胡寿晃:进针缓慢、直刺到位,过程不宜捻转提插。长针腹部深刺常用,很多年了,没见到一例意外。

贺建政:长针刺腹只要慢进,注意手下感觉和病人反应,别蛮干,一般没有问题。

胡寿晃:神阙透命门,直抵脊椎,我也扎过很多了,也没有事。

彭增福:神阙透命门,直抵脊椎。有无危险?

胡寿晃：不会，不捻转不提插，快刺慢进，压针深刺，腹主动静脉、小肠会自动躲开。腹主动静脉在中线，但中脘、下脘深刺最常见报道，没见过意外报道，杨兆纲教授的芒针中脘深刺是主穴，使用频率也很高。30～32 号针，快刺慢进，不要提插捻转。

孙晓娟：要求指力腕力非常才能顺利进针。效果非常好。我自己给自己扎有一寸处就感到筋膜紧张，再针就能出现整个胃部的一个类似于轻度痉挛的感觉，再针有时候会出现到心口和咽喉的感觉。再深就又出现痛感了。

马晓红：腹部深刺，临床每天常用。用针直径在 0.25mm 以下，只要掌握好手下的感觉，即使有一定的捻转提插也不会有危险。比如，用中极穴为主穴治疗泌尿系感染、前列腺痛等泌尿生殖系统疾病时，以"提插"催气使放射性的针感到生殖器部位，对提高临床疗效是很有意义的。任脉、带脉在腹部的穴位，以及其他几乎所有腹部的经穴都可以深刺。

孙晓娟：请问深刺的原理是什么，是否有优于浅刺之处？同样的病人，以我为例，是作用于营卫？还是作用于特殊肌肉？若以得气为度，浅深都可得气。那么深刺的疗法有优势的理由在于什么？

马晓红：同意上腹部最常用的是 1.5 寸针，中下腹 1.5～2 寸到 3 寸针，欧美病人用 2～3 寸居多。平刺（如带脉）用 6 寸针。腰大肌的问题很多情况下从腹部治疗见效快，预后良好。很多腰大肌的问题本来就是腹腔内炎症造成的肿胀压迫后造成的。腹诊可以在天枢穴下的外陵、大巨一带找到压痛点。可以先从同侧手三里、曲池顺经（斜刺）入手，或同侧的阑尾穴和上巨虚。但是用对侧三角肌扎跳或滞针拉跳效果最明显，但针感较强。用腹诊由内向外侧按诊决定使用对侧三角肌上的哪条肌束。一般先用大肠经附近肌束，依次递进。行针时可以配合患侧屈膝伸髋动作（仰卧时）。配合腹诊疗效确切。在治疗中可以随腹诊结果决定取穴，一般只要腹部按诊压痛完全解决了，下诊床后效果立即可见。关键是操作过程、步骤要心里有数才好。

黄强民：我从后面穿腰大肌，如果有触发点病人会感到腹内跳一下。

彭增福：从后穿可能也可以，但没法把握针尖位置。具体尺寸很难把握，因为腹部肥厚个体差异太大。

黄强民：诊断腰大肌触发点需要有几个指征，一是腰部纵向疼痛，但腰部找不到压痛,压痛在腹部;二是病人坐下不能站起;三是抬高腿困难。从后扎腰大肌,需要7cm以上的长针,两个途径:一是旁开棘突5cm垂直扎下碰横突再往下滑2～3cm;二是旁开棘突7～8cm,斜刺碰横突尖后向下斜2～4cm。腰椎前路手术肾切口从此路进。髂肌从前扎,治疗下肢静脉曲张髂肌必扎。

胡寿晃: 腰大肌中上段可在背后扎,下段和髂肌背面扎不到,须在前面扎。

马晓红: 临床上见到至少2/3的慢性腰大肌的问题和腹腔内慢性炎症病灶有关系,甚至急性扭伤都可能由此引起。临床上很多腰大肌的问题是内脏问题引起的,最多的是大、小肠,回盲瓣肿胀压迫所致。临床上最常见的原因像乳制品过敏,麸蛋白敏感等原因引起的小肠/乳糜管肿胀,盆腔炎症。这一类的问题如果不治内、治本,而是只治疗局部,可能效果只是暂时的。

刘璐遥: 同意。从结构整合考虑,腰大肌的损伤到底是全身力平衡失调的结果还是单一的病灶? 这是必须考虑的问题,调整结构也要有整体观念。

马晓红: 二者常常是相互作用的。如不良姿势等可以从外向内造成结构不平衡,胸腹腔内的占位性肿胀也可以从内向外导致结构上的紊乱、失衡。

黄晓春: 腰大肌的痛(其他肌肉痛亦然)病位主要在本——肌肉。刺本位就够了。一部分人与腹内有关。腹为阴位,机体的痛阈是阳位低,阴位高。阳位的以痛为腧,所以首要依靠患者主诉位置,而阴位的以痛为腧则主要依靠医者的触诊查体。有时压不到痛,只有压敏,但也算数。腹位刺(不刺中腰大肌)与远端的刺皆能治腰大肌的痛。我认为,这是以《灵枢经》缪刺的原理为主。

刘农虞: 各位都是讨论了对各部肌肉的定位、作用、病理表现及针刺中的技巧等等。其实古代医家根据阴阳、三才学说,将500多块肌肉浓缩为十二经筋,人体各关节运动不外六向运动,即俯仰转侧旋转。故每部均有六筋分布。古人认识到人体的运动均是筋群的协同运动,其中有主动筋、拮抗筋,即阴阳筋与协调筋即三阴三阳筋。这样才能保证人体关节有节制的运动。并告知"阳气者,精则养神,柔则养筋"。故经筋与卫气密切相关,表现在生理病理诊断治疗等方面。并提出了"浮刺者傍入而浮之,以治肌急而寒者也;必一其神,令志在针,浅而留之,微而浮之,以移其神,气至乃休"。告诫后学,治疗筋肉病证不必刺中,在皮下浅刺即能达到柔筋舒筋的目的。这种在经筋理论指导下的无感速效筋针疗法,更安全有效,因无痛无感而更受医患欢迎。

王凡:应该可以从腰部进针,腰大肌肌间沟神经阻滞就是从腰进入。看看腰大肌神经阻滞的示意图一目了然。

关玲:卢鼎厚老师针刺腰大肌的进针点(图2-7)。

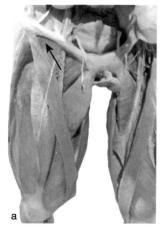 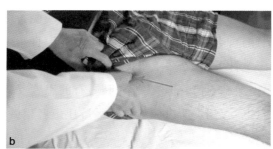

图2-7　卢鼎厚针刺腰大肌的进针点

彭增福:从图上看位于缝匠肌内侧的深层,如果在这里进针岂不更方便? 因为腰大肌肌腹激痛点通常位于其与髂肌结合之前。有人从腹直肌外侧,有人从背后,我从腹外侧入针。

ER-2-2　卢鼎厚腰大肌针刺操作方法讲解

齐伟:刚治疗一个腰扭伤的,压痛在 L4～L5 之间,胸腰椎术后,腰曲过大,压小转子,立效。我认为这个病人腰大肌是本,扭伤是标,所以没处理痛点。真正的难点在于找不到问题或到处都是问题!

黄强民:髂肌两个位置可扎到:一、髂前上棘内侧,沿髂翼向下,直顶到髂翼骨面;二、股动脉外侧可触及髂肌。腰大肌从后面扎:旁开脊突 4～5cm,垂直扎下,碰到横突,到皮下重新调整方向,从横突上方或下方扎入 2～3cm 即可扎到,一般在 L2～L5 均能扎到,我是这样扎的。我可以教每块肌肉的针法,但我的针法要跳(muscle jump)针针如此,跳的效果更好,不跳也会有效,但就有折扣了。是局部肌肉抽搐反应,触发点特有。我降高血压,人迎和水突也有跳。

关玲:我最近两天治疗了三个急性腰痛,一个腰大肌,一个小关节,一个竖脊肌。都是手针的腰痛穴,加运动,都即刻好转,一次治愈。针刺、指压、静力牵伸、呼吸都有效,针刺最好。

王建朝:无论是慢性腰痛、腰肌劳损还是急性腰椎间盘突出,只要在天枢穴,也就是肚脐旁开2寸,上下找,深压能找到条索状硬结,也可能在肚脐上,也可能从脐下一直延伸至耻骨联合,基本就可以判定是腰大肌损伤。一片之中定一点,一点之上定深浅。习惯肚脐两侧各取一个点,不宜多。患者平卧,下腿伸直,毫针快速进皮,慢慢深入,针尖直达硬结,也可能到达骨面,都没问题,感觉针下有针感,上下提插,针下松动,出针。从进针到出针不超过10秒,效果一般都不错。但有一个问题:有的患者反应针后恶心,欲吐;也有的患者反应针后腹泻。所以一般针后尽量让患者稍微休息,轻揉合谷、中脘、足三里以调整。

七、腰方肌损伤

【基础知识】

腰方肌位于腹后壁,在脊柱两侧。腰方肌起自第12肋骨下缘和第1～4腰椎横突髂嵴的后部,止于髂嵴上缘。很多下肢疾病与此肌肉有关。

【刺法经验】

于洋:腰方肌损伤最常见;在调整整体力线中有重要作用。损伤挛缩后的肌肉在横突上的定点与正常解剖下不同;腰方肌损伤导致的长短腿比较常见,而骶髂关节损伤导致的长短脚却相对少见。患侧腰方肌损伤会导致患侧下肢变短,如果患侧长的话就是对侧腰方肌损伤。腰方肌损伤后,导致肋骨下移。会影响上行力线,导致胸腰椎问题,所以部分肩周炎需要处理腰方肌。腰方肌损伤可能是一个独立的病,也可能有继发其他肌肉的损伤,而导致椎体的仰旋、俯旋移位等,甚至脊柱侧弯。

于洋:基本的解剖、针法或者针刀方法就不说了,只说几个注意事项。

(1) 肋缘扎法:手指摸到肋骨,指压后,贴指甲边刺入,在筋膜层捣刺或者松解,根据手下感觉,以松为度。

(2) 因腰方肌痉挛甚至挛缩,横突可能被牵拉、靠近,所以,不能按照正常的解剖定位来确定横突的位置,在确定大致解剖位置的情况下,仔细用手触摸方可做到精确定点松解。

(3) 如果是针刀操作,做到横突后,不要试图在横突下切割松解,此处有一小动脉。只要把横突尖部松开即可。

(4) 髂嵴处操作无风险。但需注意,不是一个点,需要仔细查找,把高应力点松开。

高志雄：照庞继光老师的操作，针刀双手控刀，到达横突后转刀刃方向平横突，探下缘一毫米左右，一刀刀沿骨缘向外至横突尖还是很安全的。

关玲：见过卢鼎厚老师用针刺腰方肌治长短腿和高低肩。

八、慢性盆腔痛

【基础知识】

慢性盆腔疼痛(CPP)是指非周期性、持续达 6 个月以上(也有认为达 3 个月以上)、对非阿片类药物治疗无效的盆腔疼痛。慢性盆腔疼痛的特点是病因复杂,有时即使做了腹腔镜检查或开腹探查也找不到明显原因,疼痛程度与病变程度不一定成正比。

【刺法经验】

黄强民: 下腹部肌肉触发点和内收肌触发点可以解决大部分盆腔内的功能紊乱,如:痛经、闭经、痔疮、习惯性流产、多尿、功能性腹泻等。昨天做一个腹股沟部奇痒多年的女性病人,还有痛经,过去都是涂药止痒,一次下腹肌触发点针法治疗后,痛经还未评估,但腹股沟部奇痒消失了,第二日白带明显减少。又,一位患者半年前先出现双臀部外侧疼痛,然后出现妇科症状,局部用药症状反复,治好她的疼痛症状后,她顺带提到妇科疾患,因和疼痛症状相继出现,考虑力学平衡,就扎了内收肌,效果奇佳,在原理方面,考虑与筋膜张力有关。

关玲: 我常规选取三阴交、血海穴、中极穴治疗盆腔痛,也是调整筋膜张力。

刘路遥: 盆腔炎产生机理——筋膜张力的改变,导致局部软组织内压增高,从而使局部体液循环不良,即局部内环境改变,产生炎症反应,进而产生疼痛。局部筋膜腔或体腔压力可以通过局部触诊判断。

刘农虞:《灵枢·经筋》中叙述足三阴及足阳明筋皆聚阴器。痛经患者除小腹疼痛外,还可伴有腰骶、外阴、肛门坠痛以及大腿牵涉痛。此病位在胞宫,辨证论治除考虑脏腑病,冲、任、督脉病外,也应考虑足三阴及足阳明筋病。经筋病所致的痛经、慢性盆腔炎等疾病,均以大腿内侧部位筋针治疗。

于洋:腹部痛点、结节松解;腰骶部刺络放血,阳性点挑治;刺八髎、代秩边,针感传到下腹部;灸百会、中脘;手法调整骨盆。代秩边我用的多一些,看个人习惯。从刺激角度来说,效果差不多,如果附带松解的话,八髎效果更好。用针刀或粗一点的针更好刺入。用针刀扎八髎,针体硬,好找,顺便可以松解一下孔内缘。针刀贴着骨面进针。部分患者从颈椎论治,考虑与自主神经调节有关。

贺建政:只要在次髎和中髎深刺,针感入腹就会有很好的效果,而且很多女病人刺八髎后情绪会得到很好的改善,针感入腹越明显效果越好。八髎穴治疗盆腔病症的确效果非常好,对女性更年期的调节也有良好的效果。

高志雄:但凡功能性的慢性盆腔疾患,先从腰骶部软组织找原因,患者大多有或轻或重的腰痛病史。

郭松鹏:我个人是以区划分取穴的,不必计较精准与否。这样的盆底痛,我会轮番选择:①骶尾区。②下肢内侧区。③脐区。④配伍特异性的穴位,例如,子宫内异内膜异位症取制污穴(董氏奇穴)。伴性欲低,则取三其穴(董氏奇穴)。⑤针法以制热温阳为主。⑥也可选取阿是穴。

蔡贤兵:慢性盆腔痛是个大题目,由各种功能性或器质性原因引起,是一组疾病或综合征,其诊断应与盆腔炎性疾病、子宫内膜异位症、盆腔或宫腔粘连等相鉴别。盆底表面肌电图在慢性盆腔痛中关于盆底问题的病因诊断不可少。心理因素亦要重视。

关于慢性盆腔痛的治疗:

(1) 盆底治疗对于盆底问题引起的疼痛直截了当,见效快,如盆底低频电刺激,会阴、长强穴组。效果不佳考虑(2)。

(2) 骨盆相关肌筋膜高张力问题引起的疼痛以摸穴找痛点及筋结为主,摸到了可用各种针具器具松解,穴区分为内收肌群区(肝肾经),臀区(胆经,膀胱经),骶尾区(督脉及膀胱经八髎),小腹区(任脉,任旁四经)。效果不佳配合(3)。

(3) 腰椎骨盆关节力线问题引起的疼痛:根据 DR 显示及长短腿,相关肌痛点及筋结,在做完第二步骤后行手法矫正。

（4）缺血（寒凝、瘀阻）及心理因素（肝郁气滞）在盆腔痛中扮演了重要角色,故温针灸及心理疏导可贯穿整个治疗过程,亦可辨证使用汤剂。

（5）慢性盆腔痛经常与胃肠道疾患引起的疼痛相重叠和混淆,如有胃肠症状要同时治疗。

九、慢性咳嗽

【基础知识】

咳嗽主要分为急性咳嗽、亚急性和慢性咳嗽。

（1）急性咳嗽：是指 3 周以内的咳嗽。常见的有急性支气管炎、肺炎、呼吸道感染、肺结核、气管异物。

（2）亚急性咳嗽：持续时间超过 3 周，在 8 周以内的咳嗽称为亚急性咳嗽，原因较为复杂。

（3）慢性咳嗽：持续时间超过 8 周，可持续数年甚至持续数十年。慢性咳嗽的原因复杂，包括咳嗽变异性哮喘（过敏性支气管炎）、上呼吸道咳嗽综合征（过敏性鼻-支气管炎）、胃食道反流、嗜酸细胞增多性支气管炎、慢性支气管炎等。其中以咳嗽变异性哮喘和上呼吸道咳嗽综合征最为常见。

【刺法经验】

马晓红：天突上扎一下，深一点。自己常常揣合谷、列缺、孔最、太白等。左手押针找好曲度、角度就好。

廖威：针天突穴只要沿正中线，不偏斜，1.5 寸也没问题。

王凡：天突穴 3 寸针也能扎进去，只要摆好体位，沿胸骨后缘进去就行。对胸闷喘促者确实有效。咽痒即咳，有可能是咳嗽变异性哮喘，这是一种特殊的咳嗽，其实质是哮喘，通过支气管激发试验可以确诊。针列缺配照海，大椎定喘肺俞刺络放血，效果不错。我的经验，前者属八脉交会八穴。中医认为属"风咳"，虽是治咳但要有治喘的思路。

彭增福：气管过敏。肺十针有效！取穴：大椎、陶道、第二胸椎棘突下、身柱、大杼、风门、肺俞。

李晋垚：请问天突扎三寸针的必要性和适应证是什么？过敏性咳嗽最好

的止咳办法就是脱离过敏源,其他基本上无济于事。养阴清肺对过敏性哮喘临床效果有限。

关玲:我也用列缺,还用照海,加后背拔罐,热敷。治好了很多儿童和成人的慢性咳嗽,但是也有个别好不了的。阎喜换老师给我治疗过一次:肺俞直刺,同时让患者低头,加左右转头。我感觉针感(一根筋)串到头,不留针。出针后针感顶在喉咙。咳嗽当场减轻。

肖德华:提供我的一个病案供参考。患者,男,56岁,美国人,就诊时间:2016年4月18日。主诉:咳嗽十年余,加重8个月。曾因外伤左背部。查体:左胸6~7相应竖脊肌压痛(+),根据中医经络理论及内脏运动神经分布规律选用T2~T5棘突旁开1.5~2cm及T6~T7相应竖脊肌处,采用直径0.8mm的针刀松解治疗,2016年4月19日晚复诊咳嗽明显减轻,感觉良好。当日再次治疗。2016年5月26日由朋友转来感谢信说已经痊愈。治疗部位见下图(图2-8、图2-9):

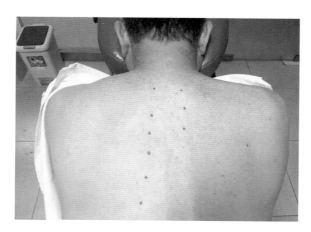

图2-8　针刀部位

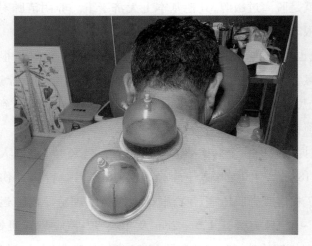

图 2-9 针后拔罐

十、胃下垂

【基础知识】

正常人的胃在腹腔的左上方,直立时的最低点不应超过脐下2横指,其位置相对固定。轻度下垂者一般无症状,下垂明显者可以出现如下症状:①腹胀及上腹不适;②腹痛;③恶心、呕吐;④便秘;⑤神经、精神症状。

【刺法经验】

廖威:介绍葛书翰的芒针提针疗法治疗胃下垂方法。本法治疗胃下垂之法缘于民间。该针刺法针身较长,针体在皮下浅筋膜层,通过人为滞针上提针身使腹部筋膜层受到刺激,可能是通过腹部筋膜的调整而改变腹压,推动胃体向上蠕动,增强胃周韧带弹性,从而达到治疗消化系统疾病的目的。该疗法最初要求患者住院治疗,每次治疗使用7~8寸芒针,自上腹部剑突下寻找进针点,进针后沿皮刺至脐左部约1~2cm处,后捻转向上提针留针约4小时,要求留针过程中患者有钩钓样感觉。治疗后要求患者卧床休息,避免一切起床运动。根据患者胃下垂程度决定疗程,临床疗效明显。但发现该疗法有几个问题影响其推广:一是进针点不确定,二是要求患者卧床,依从性差,三是留针时间过长,费时间。带着这些问题经过大量的临床病例观察,我们最终发现在巨阙穴附近进针,针沿皮下透刺至左肓俞穴附近患者针感强,后将选穴改为巨阙透左肓俞。在治疗同时发现在提针4小时内腹内钩钓样针感并不持续存在,于是萌生了改进该疗法的念头。在患者留针期间,吞服钡剂进行上消化道钡透检查。经十例患者观察发现,在提针5分钟左右患者胃肠蠕动开始增强,持续约20分钟左右恢复。于是将该疗法的提针时间定为20分钟。后经大量临床观察,胃下垂治愈率在80%左右。该疗法延续应用至今,且随症加减穴位。后该疗法也广泛应用于功能性消化不良及顽固性呃逆的患者,也取得较好疗效。

丁赵:本病与腹压有关,腹压低才导致胃下垂的。这个方法是处理腹外斜肌的筋膜层。牵拉该层四个小时会产生保护性肌痉挛。通过针刺人工创造、诱发保护性痉挛,保护性痉挛把腹压升高使下垂的胃上升。

关玲:乔正中老师治疗面瘫下垂用滞针拽住肌肉,再用另外一根针别住,留针。我原来不理解,现在看来也是这个道理。

丁赵:通过筋膜的滞针与强刺激促使肌肉痉挛。

胡寿晃:滞针的是筋膜层,是靠筋膜层作用的。

丁赵:比如臀中肌和阔筋膜张肌无力,导致跛行,环跳透风市,在阔筋膜和髂胫束的下面,股外侧肌的上面,用芒针滞针法,非常有效。

关玲:为什么不直接在阔筋膜张肌里面滞针? 看来穴位埋线也行。

丁赵:在筋膜层用手一搓针柄,针体会包绕一层白膜,用小刀都刮不下来,这样就达到人工制造肌痉挛的目的了。有埋线治疗胃下垂的,道理是一样的。

关玲:看来埋线应该从另外角度去理解了! 你有没试过肌肉滞针和筋膜滞针有区别吗?

丁赵:肌肉有红纤维,血液循环好,作用时间短,筋膜层血液循环不好,作用时间长。

关玲:留针也要足够时间么?

丁赵:是的,最好使筋膜层水肿。筋膜层水肿,一时半会退不了,致痛因子刺激神经末梢,保护性痉挛持续时间长。

关玲:你治阔筋膜张肌留针多久?

丁赵:留针一小时。

关玲:埋线减肥也是这个道理了。

关玲:留针期间也是要持续牵拉吗? 4~8成的力?

丁赵:来回搓针柄也行,牵拉是让它水肿,搓也是一样的意思。

关玲:搓会不会滞不住针? 会不会让两层肌肉粘在一起,影响运动?

丁赵:筋膜层是两层,假如两块肌肉的话就是两层,中间的称之为筋膜鞘,这里面有神经和血管穿过,毛病就在这里面,我认为所谓的经络通道,即是指这里的。

关玲:这层滞针应该带来麻烦不少!

丁赵:不会的,全靠针体的摩擦力,所以不会出血,也不会伤到神经。

曹国华:有腹部按摩复位胃下垂的,要把胃托上去。

于洋:托上去以后怎么办? 如何保持疗效?

曹国华:据说要做几次,之后还要调养好,就不会复发了。

关玲:听说复位时有声音响,廖主任做了那么多,听到了吗?

廖威:上世纪七十年代该疗法的起源与发展,历程无从考证。大家一试便知! 我首先是一位受益者,十五年前我既是医者,又是一位胃下垂的患者,我现在很健康,体检消化系统很正常。我用的是修订了的提针法,在留针过程中有胃向上钓的感觉,有时有类似热流的感觉,但我没有复位的感觉,可能我反应比较迟钝的缘故吧。

廖威:矮的人我也用过 5 寸的针,高的用过 8 寸的针。因为我这儿长针多,除了胃下垂用以外,尿潴留、中风我都用长针,针具选择会方便些。

赵百孝:针灸治疗胃下垂的方法我相信确实有效。我用于治疗子宫下垂有效。我用的是稍粗的针,直径 0.35mm,3 寸长针,从双侧子宫穴内侧进针,向内下斜刺,约 30°,刺入后滞针向上提,手不放针,效果明显者,子宫会上提,或有声音。建议针刺时最好将臀部垫起来。配合艾灸百会、中极、关元,以提气升举巩固疗效。

关玲:扎进腹腔了吗?

赵百孝:进腹腔了。

王建朝:不论胃下垂、子宫脱垂、脱肛等疾病,病机只有一个就是:中气下陷。针灸:取中脘、下脘、双天枢、气海,针尖朝向神阙穴,留针时间:早上 9 点到 11 点,脾经旺盛之际,五次左右看效果。较重的患者,同时配合火针,除了上述几穴外,一般加双足三里、百会和一些背俞穴(我习惯在背部摸,虚的针灸补,实的针刀泻),肾俞是必加的。最后三次埋线巩固疗效。也可能加针刀,在胸椎 7~9 的胸髂肋肌有硬结的一定要松解。正所谓"逢山开路,遇水搭桥"。

关于"虚的针灸补,实的针刀泻":很早以前埋线治疗一糖尿病病人,埋线两次后竟然没效。后来在其亲戚处说平素脾气暴躁,遂第三次埋线在肝俞穴用3号0.8针刀做上下通透松解,效果奇好,血糖一下子就平稳了。所以后来一直沿用这种思路。

十一、痛风

【基础知识】

痛风特指急性特征性关节炎和慢性痛风石疾病,主要包括急性发作性关节炎、痛风石形成、痛风石性慢性关节炎、尿酸盐肾病和尿酸性尿路结石,重者可出现关节残疾和肾功能不全。

【刺法经验】

张少强:我体会,疼痛分两种,一种是必须吃药的(如痛风),一种是不用吃药的! 不用吃药能治好的,主要是调整浅中深三层肌筋膜就好了! 偶尔需要正一下骨。

李振全:要看准(能治便治),摸准(痛点深度),扎准(进针即有效)!

马晓红:痛风也不一定都必须吃药。古人云,"刺虽久犹可拔,结虽久犹可解,闭虽久犹可决"。痛风有其特殊规律,治疗上必须从整体上平衡,所以一般的手法治疗难以效验。针灸配合适当手法,加上病人自我调理,在改善内环境、提高病人的整体免疫力方面下功夫,效果还是很可观的。从结构针法的角度上讲,张少强老师的理念是无可挑剔的。但从整合乃至整体思维的角度上讲,很多痛风是可以用非药物疗法治疗的。

刘路遥:同意。调整结构也要有整体观念。比如局部调整筋膜效果不好的情况下调整肝肾附近解剖结构效果会提高。久治不愈的疼痛一般会有整体结构失调的状况。调整体腔压力改善内部脏器周围环境,也是结构整合思路。

于洋:急性期针刀治疗疗效显著,针刀对关节囊减压后,挤出结晶体,可以完全取代药物治疗。这个在临床上做过很多。但要注意的是,如果痛风石过大,局部皮肤张力过高,如果针刀治疗破皮过大有可能造成创口不愈合,这个要小心。

十二、失眠

【基础知识】

失眠是指无法入睡或无法保持睡眠状态,导致睡眠不足。又称入睡和维持睡眠障碍,为各种原因引起入睡困难、睡眠深度或频度过短、早醒及睡眠时间不足或质量差等,是一种常见病。

【刺法经验】

关玲:我发现加强脑供血的办法或多或少都会有效,泡脚,搓脖子,最简单是揉耳朵,再就是针,最后是灸。

马彦红:可以对枕额肌,帽状腱膜、枕下肌群刮痧,效果不错。

胡寿晃:失眠可以使用浮针治疗腹直肌、胸锁乳突肌、枕下肌群、竖脊肌等。

郭松鹏:失眠是个大问题,是众多西医疾病的一个症状,但在中医学中可单列为一种"症状"作为统领,进行辨证施治。

(1)先整复脊柱,尤其是颈胸段。整复成功后,许多内科症候群可能随之消失。

(2)快速安神,可以称为"针刺催眠",头和四肢远端穴位浅刺即可实现。

(3)辨证选穴。实证以阳经为主,泄热针法。少阳经穴位尤其重要。虚证以阴经穴位尤其以厥阴经为主。注意脏腑的配穴法。

(4)其他区域性针法和验穴也可使用。

顾钩青:失眠可取五心穴,即百会,双劳宫,双涌泉。取水火相济,引火归元之意,临床效果不错。

唐代屹:临床失眠原因很多,刚治疗一名 65 岁老年女性患者,严重失眠四个月就诊,近期常感疲劳及头晕,测血压左 155/48mmHg,右 158/52mmHg。患者同时服用两种降血压药。给患者艾灸涌泉,足三里及神阙。每周一次针灸治疗,患者连续治疗六周,每晚入睡时间提高两个小时。

胡追成:调心脾肝胆,头针四神聪,风池,额叶。具体还要根据临床灵活加减。睛明深刺,刺激松果体,调整生物钟。有些失眠是继发性的,如:胃不和卧不安,这时需要治疗脾胃;疼痛引起的失眠,治疼痛。

毛振中:揉腹调整腹部筋膜张力,处理腹直肌激痛点有帮助。

杨观虎:我的失眠针灸取穴基本不辨证分型:百会,神庭,神门,内关,少海,合谷,曲池,足三里,阴陵泉,三阴交,太溪,太冲,加:耳神门、肝、心、肾。

贺建政:我自己就曾经有二十多年的失眠史,非常顽固。各位专家的方法我都用过,间或有效,却终未根治。直到几年前才彻底痊愈。先说个案,一个女患者有精神疾病,说已经两个月彻夜不眠,总感觉头上戴个紧箍咒。我只是扎了两个内关,十分钟后竟鼾然入睡。又一患者,更年期综合征,诸症丛生,也伴有严重失眠,我取八髎,起初诸证减轻,唯独失眠最先痊愈,现在已经诸症皆消,整个人焕然一新。提示我八髎也能治失眠。体会:针灸治疗失眠的确有效,方法也多。但是若遇到顽固者亦常常束手无策。此时必须全面审视,以找寻对证之法,甚至可以直接使用针灸催眠术,这是可以立竿见影的。长期疗效,只要能改善脑脊液的循环,效果一定会持久的。

刘路遥:脐针水火既济,董针中下白、肾关、心门、印堂、迎香也常用。

郑勇侠:失眠原因很多,在临床上与颈椎有关的失眠,治疗效果较好。如:

(1) 颈上段如 C1 ~ C3 错位引起的失眠;

(2) 颈胸结合处错位引起的失眠;

(3) T5 ~ T8 胸椎错位疼痛引起的失眠。

治疗思路:

(1) 寰枢椎半脱位引起的失眠患者,多数有抑郁、焦虑、失眠、精神不振等症状。针刀松解 C1 横突后结节、枕下三肌后配合手法整复。

(2) 颈段引起的失眠,多数患者出现头昏脑涨,精神差,容易瞌睡,但又不容易入睡。针刀松解大椎穴和 T3 椎体两侧关节囊处,然后在针刀松解处留火罐 20 分钟,最后配合手法整复。

（3）颈胸结合处和 T5～T8 椎体错位引起的疼痛,多数会半夜痛醒或引起反流性食道炎症状,前胸烧心,后背刺痛而不能入睡。针刀松解 T5～T8 阳性反应点,加牵引和手法整复。

十三、妊娠腰痛

【基础知识】

妊娠腰痛比较常见。原因有:骨盆韧带松弛、胎儿发育导致腰椎负担过重、缺钙等。通常,针灸医生对妊娠妇女的治疗持谨慎态度。

【刺法经验】

王少白:病例介绍:女 36 岁,怀孕 38 周,第一胎。主诉:腰痛 1 周,平躺痛减,余无不适,舌质稍淡,脉无异常,针灸是否可行?

钱心如:找出原因,改变体位更好。

孙晓娟:针灸有效。对于无明显原因的怀孕腰痛就用远端取穴,止痛效果好。

欧阳晖:调整腰椎和骨盆的位置最重要,并以腹带维持和保护。孕期腰痛多为怀孕期腹部附加重量而致腰椎过负,肌肉紧张、疲劳不能支持体重。怀孕晚期也不用担心流产,可以针刺。

曹国华:在瑞士,中国孕妇妊娠腰痛多选择休息,来就诊的偏少;而欧洲女性较自立,照样操持家务,发生妊娠腰痛的就更多。我一般是让患者侧卧,颈、背、腰局部治疗,中等力度手法,手法用力的方向在纵轴方向多施力,调节腰背部组织的紧张度,治疗后让患者注意平时的姿态,多用头顶向上领,拉起脊柱的方法。效果还不错。

妊娠腰痛的治疗要领:提筋膜,顶命门。

"顶命门"是站桩和太极拳运动中的术语,就是头顶向上领,拉长脊柱,自己主动减小腰椎前凸。

"提筋膜"就是病人侧卧,医者用手法在脊柱两侧用向上的力推,垂直于皮肤的分力小,沿脊柱纵轴方向向上的分力大。

曹国华:病人来了就做手法,走时嘱咐一下她们生活中注意脊柱姿态,教一下"顶命门"和"虚领顶劲"的道理。

贺建政:"顶命门"应该叫"顶头悬"或者太极里的"虚领顶劲"吧。

曹国华:"虚领顶劲"和"顶命门"是不能截然分开的同一个动作,"虚领顶劲"强调脊柱整体向上拔的趋势;"顶命门"强调腰椎局部的后顶,另外微微有些骨盆端平的趋势,二者是统一的。

钱心如:这个病人是向前拉伸太过,需要加大腰椎的后曲,还可以锻炼腹肌,对分娩也有帮助,更要指导产后的体位恢复。

欧阳辉:怀孕是一个挺复杂的过程,不仅有结构上的改变,还有激素水平的变化。欧美人和亚洲女性的身体结构特点有很大差别。欧美人的腰曲前曲较明显,怀孕时加在腰椎的重量不堪重负导致腰痛。这时候往往骨盆前倾,髂腰肌紧张而缩短,腹肌拉长而薄弱。除了医者要调整腰椎和骨盆,同时建议患者锻炼加强腹肌。太极的"虚领顶劲"和西医的康复指导有异曲同工的效果。欧美人腰椎前曲较大,仰卧可以缓解。但是在怀孕后期,美国的妇科医生多建议不要仰卧。

王少白:2005 年至今共治疗后期妊娠腰痛病人 5 例。年龄 36 ~ 42 岁,妊娠 32 周 1 例,34 周 1 例,36 周 2 例,38 周 1 例。均只有腰痛及平躺痛减或消失的表现。

腰痛为督脉病,所以治督脉。同时还要注意勿动胎气。治疗以补气升提、安神、打破负向循环。选百会穴,用糖针法,即舒适化针灸,并顺督脉循经方向斜刺 0.2 寸,留针 35 分钟。

结果:4 人次一次针出痛失,一人次 2 ~ 3 次治愈。

本法及结果主要是想表明传统的经络辨证论治的重要性和敏感有效性。

陈红:可以用这种 body pillow 枕头,这种枕头是根据妊娠期脊柱的生理弯曲而打造的,对腰背部适当支撑,能够很好得起到缓解妊娠腰痛的作用,并帮助孕妇舒服入睡。

钟士元:曾经治疗一位 30 岁,已怀孕 6 个月,因子宫颈口松,卧床保胎有 2 个月的腰痛患者。查体:歪臀跛行,腰椎明显侧弯,但无下肢症状。双下肢不等长,右足拇长屈肌紧张。治疗:仰卧位做右足拇长屈肌牵拉一抗阻 2 次。

孕妇起床后腰痛缓解。次日重复上述治疗后已基本不痛,侧弯已不明显。

蔡贤兵:关于孕期腰痛:一是诊断:明确是胎的问题还是腰的问题,如是腰的问题,那么要判断是孕前就有而怀孕后加重,还是孕期引发? 二是治疗:

（1）早孕、中孕期:安神补肾安胎,针取百会、印堂、足三里、太溪分组针刺,轻刺不行针(百会、足三里可灸),也可以行局部轻柔手法推摸,痛甚可用浮针,痛减加强腰肌锻炼。

（2）晚孕期痛:可轻手法配合委中刺络,痛甚加浮针,治疗为辅,腰部减负为主。

孕期腰痛总的治疗原则:安胎乐孕,禁止暴力。

十四、带状疱疹

【基础知识】

带状疱疹是由水痘-带状疱疹病毒引起的急性感染性皮肤病。皮疹一般有单侧性和按神经节段分布的特点,有集簇性的疱疹组成,并伴有疼痛。

【刺法经验】

于洋:急性期火针疗效确切。后遗神经痛可按照神经节段进行针刀松解,少数局部顽固性疼痛可以考虑大面积松解。

胡追成:我肝胆经穴加夹脊压痛点。

关玲:我用放血拔罐。于疱疹区广泛迅速点刺,拔罐使"毒血"吸出,即可缓解疼痛,新发疱疹两到三次即可治愈。

胡追成:投火法也不错,痛苦小。

丁赵:我用 1.3mm 的秃头银质针扎胸椎的神经根出口。

蔡贤兵:带状疱疹早期治疗方法如下:患者出现疼痛及少量皮疹时(病程1 至 3 天),在蛇头(神经出口相应夹脊穴)、蛇尾(神经路线出疹的最后一个皮疹或疼痛的最边缘)、蛇身(所有皮疹中心)用三棱针或注射器点刺出血然后拔罐。嘱患者早休息,忌食油炸、辛辣等刺激性食物,多食绿叶蔬菜水果。一般一次痛止疹退。

张淑平:将脱脂棉撕成薄絮状平盖于水泡局部,点燃棉絮,边燃烧边轻轻吹走,后用碘伏局部消毒,加平头火针围刺,后外用一些清热解毒的鲜品捣碎后外敷,可以见效。对于带状疱疹后遗痛,多考虑肘、膝、踝关节的力学因素,会找到与带状疱疹的间接对应点,注意针刺荥、合穴的应用,一定会有一个原发的高应力点,其为治疗带状泡疹的关键点、突破点、后遗痛点。

高志雄:西医神经阻滞有许多可取之处,跟针刀有很多互补的地方。

王凡：我就是针刀、阻滞都做。带状疱疹的疼痛治疗，阻滞比针灸有效得多。但是有些针灸医生不知道西医治疗疼痛的方法，所以许多疼痛反复扎也效果不大。我接诊的许多带状疱疹后遗痛的患者，很多都是针灸治疗无效的。

高志雄：急性神经症状、神经病理性疼痛是针刀弱项。针刀最擅长的还是慢性软组织损伤及由此导致的脊柱相关系统疾病。针刀入路应该参考神经阻滞，但是神经阻滞是要接近神经，而针刀是要避开。神经阻滞只是更难掌握，用药讲究，并不是滥用激素。我用神经阻滞仅限于有急性神经症状的和神经病理性疼痛，其余慢性软组织损伤即使有神经症状也首选针刀。带状疱疹急性期神经阻滞治疗缓解症状迅速，减轻病人痛苦，不易留有后遗痛，即使是后遗痛患者，只要年龄不超 70 岁，病程两三年的也可减轻疼痛，一般只是几个疗程的问题。

十五、神经性皮炎

【基础知识】

神经性皮炎是以阵发性皮肤瘙痒和皮肤苔藓化为特征的慢性皮肤病。多见于成年人,症状时轻时重,治愈后容易复发。

【刺法经验】

关玲:平刺皮下,然后通电即可。

胡寿晃:从皮损周围皮下平刺进入皮损区。紧邻的皮损可以透刺,面积大的,加循经远道刺。

于洋:有一些多年不愈的顽固病例,要从脊柱入手,肚脐以上的神经性皮炎以颈椎和胸椎针刀治疗为主,肚脐以下以颈椎和腰椎针刀治疗为主,加上局部针刀通透剥离,比针灸围刺简单省事,辅助以自血疗法。

兰吉瑞:我认为神经性皮炎往往与颈部及脊椎的交感神经卡压有关,另外,与肠管内膜炎症,引发的交感神经反射相关,用正骨或针灸的方法可以松解脊柱周围软组织,缓解交感神经刺激。用中药通腑解毒也是常用的有效方法。

第三篇
病 例 讨 论

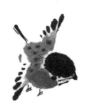

一、耳鸣(刘农虞治疗)

【病例】

汪女士,42岁,2014年4月14日初诊。

主诉:耳鸣如蝉2周。14年4月初,无原因出现左耳鸣、耳闭,次日头晕,经西医诊断为病毒性感染,服通血管药治疗后,耳闭基本消失,但耳鸣依旧。

刻下:耳鸣如蝉,呈持续性,周围环境安静时明显,按之不减。舌淡红,苔薄白,脉细缓。查:颈部活动正常,左耳后枕部有压痛。血压114/76mmHg。有鼻敏感病史20多年。

诊断:耳鸣,筋肉型。

治疗:枕部天柱穴区与耳周浮白、头窍阴穴区触及筋结压痛点,用30号1寸筋针,枕部筋穴皮下向耳横刺,耳周部筋穴皮下沿耳纵刺,留针20分钟。

4月16日二诊:针后当晚耳鸣减轻。4月21日三诊:左耳鸣减轻,但近周情况无改善。上法加外关毫针治疗。5月5日四诊:左耳鸣白天几乎感觉不到,晚上安静时仍有细声耳鸣。5月12日五诊:枕部、耳周筋结压痛点发生位移,调整筋穴后继续治疗,配合电针,外关、丘墟穴毫针治疗。6月4日六诊:左耳鸣又减轻些。6月11日七诊:左耳鸣无减轻,颈项后仰时牵扯痛,上法调整筋穴治疗。6月18日八诊:针后当晚左耳鸣加重后逐渐减轻,目前减轻7成,白天几乎无感觉。6月25日九诊:左耳鸣基本消失,白天几乎无感觉,夜间安静时偶有轻微耳鸣。嘱自行耳鸣按摩法保健治疗。

2014年11月10日介绍友人前来诊治耳鸣时告知,耳鸣消失至今。

思考:经筋布散耳窍,维持耳窍结构的稳定。汪女士由于长期伏案工作,颈项受寒,邪侵经筋,困遏卫气,筋挛牵扯耳窍,传感器官位移,筋气不舒所致耳鸣。筋针皮下透刺,无感得气,倡导卫气,舒筋解挛,传感器官复位,耳窍筋气畅通而愈。针灸临床,需根据耳病的病变部位分而治之。耳病分为脏性耳病、脉性耳病与筋性耳病。脏性耳病是由脏腑功能失常所致,治疗当根据虚实施行补泻;脉性耳病是由邪阻脉道,耳窍失充所致,治疗当分清病在经脉(少阳)还是络脉(手阳明),分而治之;筋性耳病是由邪侵经筋,筋急筋纵,耳窍位移所致,治当倡导卫气,舒筋复位。

【讨论】

王迎:日本针灸治疗耳鸣的文章有提到主要是要通过远端取穴、局部解决肿胀疼痛、最后针 C3 夹脊穴治疗。

关玲:建议围绕椎动脉找办法。枕下三角做手法,C1 的横突可以针刺或手法。还有耳周的筋膜。摸到压痛就针开。另外,我观察到耳鸣的人一般都有头前移,向耳鸣同侧侧倾。最近和毕义明教练学了一个排查方法:摆姿势。把头部的位置摆到正常位置上(收下颌,把头部摆在胸廓正上方),耳鸣减轻,此人针灸治疗效果就好。供大家参考。

刘小宁:我用耳前三穴,耳后诸穴,针后加手法,耳内有感觉效好,也有无效的。具体穴位为:耳门,听宫,听会,翳风,完骨,风池为局部常用穴,辨证加远端穴,中渚,后溪,侠溪,邱墟。虚证加足三里,三阴交,太溪,气海。耳鸣和听力异常有时仅松颈部肌群也有效,主要是胸锁乳突肌。最近治一脑鸣,用风府,大椎,天柱,风池,完骨,一次改善约80%,三次治疗消失,病史 3 年,供参考。

李建民:C1 横突手法效果很好,很多与肌肉有关的病人当场缓解。

ER-3-1 李建民颈椎横突压揉操作

二、头晕合并斜视(高志雄治疗)

【病例】

患者女,42 岁。主诉:头晕 5 年,逐渐加重。自述头晕每于左右转动头时加重,颈椎经常僵痛,每每伴有头痛。

查体:枕骨粗隆两侧上下项线之间压痛、条索感,C2 横突压痛、硬结。患者未拍颈椎 X 线。

治疗:针刀松解 C2 横突、枕下肌群压痛条索位置。治疗结即刻感觉头晕减轻,头脑清醒。一周后复诊,患者自述头晕再未发,原来左眼斜视恢复。

思考:患者首次治疗时并未提及自己斜视,当时我也没有太留意。患者自述 1997 年参加工作时视力均 1.5,工作中常年使用电脑,视力逐渐下降,左眼明显,近五年来,左眼视力明显下降,试戴同事 400 度眼镜才可看清。左右转眼时头晕,尤以左眼转动时明显,并逐渐斜视。看来斜视和头晕有关,推测和枕下肌关系大。

眩晕目前明确的是颈部旋转导致椎动脉受到机械性压迫,引起椎基底动脉缺血的症状。患者存可能在一侧或者优势侧椎动脉狭窄或先天性解剖变异,当头部转动时在 C1～2 水平压迫椎动脉,这样引起椎基底动脉血流降低,从而导致眩晕。当然也会导致眼底供血不足,从而导致视力下降。

针刀松解 C2 横突、枕下肌群,减轻枕下三角的椎动脉及 C1～2 脊神经后支挤压,这样改善椎动脉供血及眼底动脉供血,同时也神经卡压解除后枕下肌痉挛也更加改善,反过来进一步改善供血。

【讨论】

胡追成:这个头晕可能是斜视引起的,而且高度近视也会引起头晕。

冀来喜:更可能互为因果。

高志雄：患者从小左眼有轻微斜视，旁人不留意一般看不出来，最近五年斜视加重，同时头晕头痛。目前斜视基本恢复到五年前的样子。

高志雄：患者原本有轻微斜视，会导致坐姿不正确，长期不良姿势再导致颈椎骨性、肌肉结构改变，恶性循环，斜视加重，视力下降，头晕头痛，最后还是归结到结构问题导致功能问题。针刀松解也不是非得切碎才叫松，稍稍一两刀，打破恶性循环即可，之后人体自有办法修复。

三、落枕(关玲治疗)

女性患者,50 岁,医生。

主诉:因着凉引起右侧颈痛 3 天。

查体:低头 10°,仰头 20°,右旋 10°,左旋正常。低头和右旋时右侧颈痛加重。VAS 评分 10 分。被动抬肩、提胸廓均可使低头、右旋增加至 20°,疼痛减轻。触诊:枕外隆突外上方压痛,上斜方肌中段条索压痛,3～4 颈椎前结节压痛。胸锁乳突肌无压痛。

诊断:右侧斜方肌、前斜角肌痉挛性疼痛。

治疗:针刺三间,同时运动颈部,嘱患者主动拉长上述两块肌肉(低头,右旋)6 次,抗阻收缩上述两块肌肉(仰头,左旋)6 次,患者活动度加大。刻下查体:低头 40°,右旋 30°。3 分钟后,VAS 评分 1.5 分。给予斜角肌痉挛点快针,横突前结节松解手法和斜方肌热帖。嘱患者回家,在三间留针 4 小时自行拔除。5 小时后随访,VAS 评分 1 分。

思考:过去针灸治疗落枕往往一针取效,而不做肌肉精准分析。本次详细评估,精准定位肌肉,可知针刺落枕,远端取效的关键,在于通过中枢神经的调控,放松了痉挛的组织。也就是恢复了整体的张力平衡,也就是调整背景。这是中医的精华。相对于调整前景(肌肉的精准治疗)的手法、拉伸相比,针刺更为便捷高效。

【讨论】

彭增福:很好,查体详细!不针三间的话,会如何?下次不妨试试。

关玲:也行,全身还有很多特效点,都可以用。

彭增福:如果也行的话说明了什么?如果不针刺局部而只针三间呢?这两种方法何者更可靠。

关玲：不针局部也可以，我以前是不针局部的。

彭增福：疗效会一样吗？尤其是疗效持续时间会一样吗？我的经验告诉我，远端取穴，即时疗效还可以，但远期疗效欠佳！当然不治疗也可能会好，这一因素应排除。

关玲：不治疗是不会好的，三天疼痛三分钟缓解已经说明了问题。

宋淳：三间与查体发现的肌肉存在什么关系？其他穴行不行？针刺能解决多大比例的落枕？有特异性吗？

彭增福：我在怀疑到底是针刺的效果还是运动的效果？而且留针时间长达四小时才评估。因此难以服我。

关玲：是当时止痛评估。留针四小时。

宋淳：曾有说法：穴位特异性不明显。也就是扎哪都行或者都不行。很多时候扎了针病人才会动，动了才会好，当然不动基本不好。所以你说到底是什么在起作用？

钱心如：我的做法与关玲的做法类似。找出扭伤的具体肌肉。然后针刺落枕穴，一般同侧压痛更重。在穴位上有紧张的地方用泻法。然后牵拉和用手法点压患肌的起止点。或用肌肉能量技术方法放松患肌。可在穴位处反复寻找紧张点用泻法。直到所有的患肌解除紧张。一般 15～20 分钟出针。

关玲：泻法是扎局部还是不扎局部？

钱心如：泻法就是在落枕穴上逆时针旋转加提拉。我一般只用一针，如果压痛明显的话在对侧的落枕穴上也加一针。

关玲：我也是，但不用泻法。

钱心如：但是蛮痛的。按病人的耐受程度来定手法轻重。

关玲：刺激到位的话手指会跳一下。

钱心如：跳动倒是不常见。

关玲：用三间好跳，一跳就好。

孙晓娟：为了扎跳需要一个方向捻转针吗？

关玲：不用，动动就行，找找方向，三间就是第二掌骨上的落枕穴。

阎喜换：跳，病人的感觉是电了一下或是松动了一下。而医生的指下针触碰到紧张的筋膜瞬间出现一个落空的感觉。把针提回到筋膜层，轻触筋膜即可获得你想要的疗效。

宋淳：大家说的都是浅层大肌肉的急性炎症。若是深层小肌肉痉挛，这种远穴动气效果如何呢？

关玲：一样。

孙晓娟：深部的躯干的深呼吸效果更好，当然也可以通过做一些旋转动作，病人从呼吸开始会比较容易，然后再做动作容易接受。尤其是运动受限特别严重的病人。

宋淳：呼吸不仅是运动，也有植物神经作用吧？

孙晓娟：有的，所以效果更好。

胡寿晃：落枕大多一两次就可以治好，触诊定局部位置，远端取穴扎，同步肌肉运动，患者主动活动受累肌肉或抗阻运动。

关玲：有没有治不好的？

胡寿晃：印象当中单纯落枕的，我还真没失败过，不要说我吹，可能是人数还没遇上到失败的那一例。如果落枕都没把握治好，其他病更不用说了！

孙晓娟：胡老师，相信针灸和不相信针灸的人同样落枕，治疗效果有差异吗？您有什么体会吗？

胡寿晃：这个我还真没有刻意了解和比较过。以后留意一下。就针灸本身我觉得有心理作用。

贺建政：不管是心理作用还是生理作用只要起作用就行。

胡寿晃：撇开落枕不谈，在临床中，很多慢性病、疑难病中，一个信任你的病人会完全让你按你的思路去治疗，去配合去坚持并遵守医嘱。多疑，不信任你，或期望值过高会一两次后或几次后放弃，或无视医嘱等，效果肯定不同。应该说：相信你和不相信你的人效果会有差异，确实存在！而不是信不信针灸的问题。我的观点是心理因素与针灸本身疗效无关，而是与患者对医生的信任有关，无论中医还是西医，信任决定了积极配合和坚持治疗。

王凡：针灸疗效的心理因素是有的，但也不全是，给动物扎针应该没有心理因素吧，一样有效。

关玲：不要太信你自己。你没碰到难治的，是你运气好！落枕没有心理问题，但我确实碰到治不好的。有一种怎么扎都不行。只能等慢慢的自己好。其中一例:女,40岁,诉加班劳累后,晨起颈部僵硬,疼痛,感觉无法支撑头部重量。VAS评分5分。多向活动障碍。拔罐,手法后加重。针局部,远端均无效(后溪有效,但持续时间不长)。不得已,休息了一周,逐渐缓解。她多次发作,都是只能等。后来发现一种艾灸按摩器(热的基础上加按摩,大面积深度松解肌肉,见图3-1),起病立刻治疗,可以把病程缩短到一天。但绝不是针刺能治。此类不知算什么落枕。

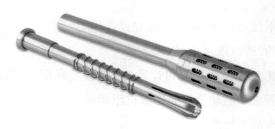

图3-1 艾灸按摩器

宋淳:诊断错了。

关玲:可能,落枕的诊断本来就不清楚。

孙晓娟:我有过一例:女患者,50岁左右,脖子痛,不能转动。查体发现没有任何头部活动能力,基本上所有颈部肌肉僵硬疼痛,头部左右旋转角度小于5°,前屈、后伸小于10°,感觉好像寰枢椎也锁住了。当里我只给予针灸、按摩,但是无效。疼痛减轻,三次治疗颈椎活动度仅增30%。后来我们的PT师给进行了整复手法。然后开始大幅度减轻。

于洋:落枕的诊断太模糊了,单纯的只是由于颈椎周围因素引起的落枕没什么问题,由于腰背肌痉挛引起的落枕,如果找到原因也没问题。有一种情绪生活不舒畅引起的类似落枕症状,很难治好,我见过几个,都是年轻未婚女性。全身的肌肉都是紧绷的。

孙晓娟:我自己的颈椎病,头晕,犯困、乏力,大脑思考迟钝,加疼痛,针灸、拔罐、艾灸、推拿,全都用过,但是发病的时候就怎么都不好用。最简单有效的就是平卧,睡觉。

富大力:虚劳的颈椎病刺大都。

关玲:有的貌似落枕的病人其实是颈椎病,也就是和腰痛一样要分清是椎管内还是椎管外的问题。2012 年 10 月份治疗过我院一同事,自诉晨起颈痛,活动受限,去骨科看后诊断落枕,让来我科治疗。查体:颈项部僵硬如石,颈部各方向活动受限,右手霍夫曼征阳性。问诊得知发病前两天去欢乐谷玩了过山车,让其做颈部核磁,显示颈 2~3,3~4 椎间盘突出,神经根受压。后来门诊颈痛的病人我都要问近期有没有急刹猛停的动作,防止漏诊。

四、颈椎病(于洋治疗)

【病例】

女,41 岁。

主诉:颈痛 6 年,走路踩棉花感 1 年。伴随头痛、头晕。

现病史:颈椎核磁显示有椎管受压。诊断未明确。已经在多家医院住院治疗无效。

查体:活动度基本正常,病理征不明显。

诊断:①脊髓型颈椎病(可疑)。②颈椎病(混合型)。

治疗:治疗本病程序如下:

1. 先向患者说清楚,头晕头痛等症状会好得很快,但是踩棉花感等脊髓受压症状未必能好,也可能越来越差。

2. 针刀三穴五点:即大椎、天柱、天髎(见图 3-2)。颈椎取大椎、天柱、天髎(经验来自王文德《针道摸象》,中国中医药出版社,2014 年)。腰椎取腰三横突。这几个点的目的就是调整肩胛骨和腰椎。针刀的目的不完全是松解,入刀后有结节就松,没有就刺破筋膜后摆动,不切割。上述的针刀治疗其实只是为手法调整做一个准备。

3. 针刀做颈 1 横突后结节、枕骨下项线松解。这个是解决头晕头痛问题,基本上一次减轻或者消除症状,可

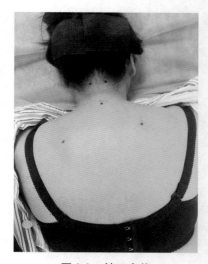

图 3-2　针刀定位

100

以给患者信心。至阳穴附近松解,也是为手法准备。这几个点(天髎、至阳、腰三横突)选的都是应力点。这类患者我第一次不做颈椎小关节的松解。

4. 这些点做完,做手法矫正脊柱。

5. 可以加神经刺激。臂丛、坐骨神经、胫神经、腓总神经等。整个疗程接近结束时,会配合火针、埋线,毫针。因为这类患者大多以虚证为主。

【体会】

1. 关于 C2 棘突:颈部肌肉多以 C2 为中心向各个方向伸展,受到来自上下横向三个方面的作用。再加上频繁的旋转运动,这就使寰枢关节易出问题。

中医天柱穴相当于 C2 棘突外侧缘。《铜人腧穴针灸图经》言:"治颈项筋急不能回顾,头旋脑痛"。《内经》言其是气海之腧,与"人迎"合治一切气疾。是治头项诸疾、调理人体气机的重要穴位。临床上此处的肌纤维化现象十分常见。

2. 关于大椎:是颈、胸椎过渡点。大椎不仅是斜方肌和项韧带的起点,是头夹肌、小菱形肌、上后锯肌、颈棘肌的起点而且还是多裂肌、回旋肌的止点。封套筋膜和椎前筋膜在这里重叠加厚。这么多的肌肉筋膜、韧带重叠在此,这种现象用中医学的"宗筋所聚"来概括最是恰如其分了。从经络上说它是"诸阳之会",是手足三阳经和督脉交会之处。功能振奋阳气,疏经通督,可上通头项,下至腰脊,前达胸臆,横行手臂。举凡颈椎病中的各种临床症状和体征,如头痛项急、眩晕、肩背痛、手臂疼痛麻木,胸闷、气急、心悸,足软无力等症,皆可取大椎或灸或针,或补或泻,随证而施。在治疗时松筋则以刀为主,调气则以针取胜。抉择之能不在刀在人,运用之妙在心而不在于手。

3. 肩胛骨上角为天髎穴,是手少阳三焦经和阳维脉的交会穴。为肩胛提肌止点处。两侧的肩胛提肌对于颈椎尤其是上段颈椎的结构和功能起着重要的作用。它跨越了整个颈椎,螺旋式地、牢牢地系扎在可做小幅度移动的肩胛骨上。

当肩胛提肌损伤时,会出现颈部转角处或项背部酸痛,而颈项部疼痛的患者,绝大多数可在此肌找到激痛点,在准确的定点上进行治疗,包括点压推拿、针灸、注射、针刀等,皆可获得明显的即时疗效。

【讨论】

王凡： 始终不松解颈椎关节吗？

于洋： 这类患者大多颈椎很软，没有颈椎不适的症状。虚证为主，所以很难标准化。所以有把脊髓型颈椎病另列出来的，八成不需要松颈椎关节。

王凡： 怎么做神经刺激？刺激根还是干？用毫针吗？

于洋： 刺激神经干用毫针或者长针即可，脊神经还是用针刀。不过我的体会，针刀松解彻底的话，不需要刺激脊神经。这种神经刺激，针灸界很早就有人做。

王凡： 你的思路很有启发，先松解外围再局部手法，体现了中医的整体观念。但是我觉得还是加上颈椎关节松解为好。我治疗此类椎管狭窄的肯定要松解关节囊，配合牵引效果很好。

贺建政： 是的，其实很多时候针刀都在给手法打基础，当年朱汉章先生都是也强调过，不能针刀做完就结束了，要手法收功。我也是从此开始接触整脊的。

王凡： 神经刺激的疗效应该肯定。推荐看一下任月林教授的书，他不仅有刺激还有触激，而且是用针刀，治疗小儿脑瘫效果很好。还有王全贵主任也用此方法。以上各位高论很有启发，从不同角度看问题会有不同的感受和理解。整脊的认为可以用针刀配合脊柱调整，做针刀的认为手法是针刀的辅佐。

于洋： 之所以先用针刀，主要是考虑一旦有结节可以松开，如果没有就不切割，当成针来使用即可，两不耽误。

彭增福： 神经刺激疗法的优势病种有哪些？不过，病人的经验告诉我，神经干刺激最好少做。有烦人的后遗症，主要是感觉受损。

于洋： 这个关键是手法问题，不要用针尖反复扎鞘膜，用针体弹拨安全有效，所以选用硬的针刀优于软的针灸针。既能控制方向，还能控制针体。

五、锁骨上窝痛(胡追成治疗)

【病例】

患者女性,36 岁,教师。

主诉:抱小孩用力不当导致左颈肩前疼痛 1 小时。

查体:左侧转头举左臂时疼痛加重,VAS 评分 7 分,颈部活动度:低头 40°,后仰 20°,左转 10°右转 20°。触诊:左中斜角肌下段、左锁骨上窝及左斜方肌肩前缘压痛(+++)。

诊断:左中斜角肌及斜方肌损伤。

治疗:针刺左侧三阴交、足三里,右侧外关,留针半小时后出针。

疗效:VAS 评分 2 分,颈部活动度:低头 45°,后仰 40°,左转 30°,右转 30°。左中斜角肌下段、左锁骨上窝及左斜方肌肩前缘压痛(+)。嘱患者防寒保暖,局部热敷后贴活血止痛膏以善后。第二日晚间随访,自述疼痛消失,颈项活动亦无障碍。

分析:患者因抱小孩劳力过度导致左中斜角肌及斜方肌出现劳损,疼痛部位主要涉及足阳明胃经,足少阳胆经。选取左侧足三里是循经远道取穴,选取三阴交是表里配穴加强足三里的治疗作用,外关是同经相应取穴法的应用。此案例的处理在明确病变的基础上,并没有在局部取穴,而在远端取穴,也取得了较好疗效。

【讨论】

李晋垚:处理这个交感神经反射区一般有两组穴位:足临泣对外关,丘墟对手三里。是我日本老师 Kiiko Matsumoto 的针法。

胡追成:八脉交会穴讲究的是经络,那里是胃经所过。

关玲:只要有对应点,一针就有效。

胡追成：之所以取对侧外关是因为脾经对冲三焦经,三阴交乃脾经,因为疼痛区域超出胃经一些,与脾经相关,所以还扎了本经三阴交。

　　李晋垚：颈项部穴位刺激可以调节自主神经系统,查体时无论有无压痛,都要处理。

　　胡追成：八脉交会穴用好了奇妙无穷,阳维阳跷并督带,祛肩背腰腿在表之凝。

　　郭松鹏：除去斜角肌损伤,锁骨上窝痛常见的骨关节原因是 C7 和 T1～3 的问题,除椎间盘脱出和椎管狭窄外,就是小关节紊乱。我用的办法首先是整复,然后选择对应性穴位,单纯针刺可以快速止痛。患者自我纠正体姿十分重要,包括坐姿、睡姿。

六、肩痛<small>(曹国华治疗)</small>

【病例】

患者瑞士白人,女性,50 岁,幼教专业。身材瘦高,无力体型,周身肌肉弛缓、力弱,张力低。平时运动较少,偶散步、远足,每天自行车上下班。

主诉:左肩剧烈疼痛,活动受限 4 小时。

现病史:2016 年 1 月 13 日晨起无明确诱因出现左肩剧烈疼痛伴活动明显受限,于 12:30 分就诊。患者姿态:左臂强迫体位于下垂中立位,右手护持左肘部,诉每步行一步的震动均可致左肩疼痛感,疼痛由肩前沿上臂和前臂的前侧、前外侧放射至左腕骨桡侧。

既往史:五年前曾因左肩慢性疼痛就诊西医,西医曾怀疑风湿性关节炎、骨性关节炎,化验室检查及左肩 MRI 未见异常。拟予封闭注射治疗,患者拒绝。两年半前骑自行车跌倒,当时左肩外侧、左髋、左膝外侧着地,之后着地部位均疼痛,跌伤后自行恢复数周好转。有慢性颈腰背痛病史,患者自述可能与幼儿园工作中经常低头、蹲跪有关。

【治疗】

首诊:于左喙突部位发现痉挛条索样组织,沿二头肌短头方向向下延伸 2cm,颈部左侧斜方肌轻度紧张。于条索部位轻柔拇指揉法,肩背部广泛放松手法治疗 15 分钟,针刺至条索物表面,留针 30 分钟。治疗后痛减,患者上臂可外展30°。

二诊:1 月 14 日,条索状物硬度明显降低,继续前法治疗,针刺加天宗穴、肩贞穴推弩手法,治疗后患侧上臂可外展90°。

三诊:1 月 15 日,条索样物消失,左肩活动自如无受限。行走 15 分钟后,即觉左腋窝顶部疼痛,轻微放射痛至左肘,疼痛不明显但困扰患者,右手承托左肘则腋窝部疼痛缓解。腋窝顶部施轻柔弹拨手法,效果不明显。

之后两次就诊无进一步疗效,现行走 20 分钟以上即出现腋窝顶部疼痛。

进展报告:2 月 1 日用了一次"温柔的"手拉脚蹬肩关节复位法操作,现在行走后的肩痛消失,考虑还是盂肱关系不正常造成的疼痛。

【讨论】

郭松鹏:整复颈 7 和胸 5 以上脊柱,特别是 C7。针刺镇痛后,也可带针运动,重点运动颈椎和胸椎上段,有自行复位机会。

曹国华:最后两次治疗没有进展,很受挫,感觉现有症状与她那次摔伤有关,怀疑伤时有冈上肌腱损伤,但患者又没有疼痛弧。另外,患者肌肉弛缓无力似乎也跟这个行走后的疼痛有关。

郭松鹏:不一定要将解剖定位的那么准确,准确到那块肌肉,可能误导我们的判断。先针刺,快速镇痛,肌肉、肌腱松下来之后立即活动,做对抗致痛的动作,争取骨关节自行复位。如果对复位技术熟悉的最好,其实整脊手法可以简化成"摇头晃脑扭屁股",让脊柱动起来,在各个方向动起来。前提是针刺镇痛之后,病人放松下来。太极云手动作也好,我反对粗暴扳法。小动作摇晃就好,就会听到复位音。

关玲:我原来是向痛的方向动,为的是调整针,因为只有痛时针才起效。后来做抗阻运动,也有效。后来又做 PNF(Proprioceptive Neuromuscular Facilitation,本体感觉神经肌肉促进疗法),也挺好。

于洋:根据病史,和你最后治疗的结果,应该是肱骨头的位置有问题,多数是肱骨内旋,肩胛骨外移,可以先针对小圆肌、冈下肌进行处理,然后再牵引上肢,使之复位,最后你的复位是治疗关键。

刘路遥:不扎针单阻抗或者 PNF 也有效。

关玲:不扎针做阻抗会痛,扎上针不痛。

胡追成:取穴试试患者肩髃透极泉和颈臂穴,对侧环跳,最好都诱发温和放电感,不留针,刚治疗一冈上肌损伤患者,针刺对侧太冲、太溪、董氏三重穴显效。

七、肩袖损伤(关玲治疗)

【病例】

患者男,年龄:44 岁。就诊时间:2016 年 2 月 5 日。

主诉:右肩活动受限 4 个月。

现病史:4 个月前,牵狗牵拉伤后右肩出现疼痛伴活动受限,休息两周缓解,后进行运动,疼痛及活动受限加重。2 月前,行核磁检查,诊断为肩袖损伤。行理疗按摩后疼痛略有缓解,活动受限无缓解;行针刀治疗后,活动受限有缓解,仍有疼痛。

检查:X 片:右肱骨大结节皮质欠光滑;MRI:右肩锁关节退行性改变,右肩冈上肌肌腱、肩胛下肌肌腱、肩袖间隙内韧带异常信号,考虑为损伤可能性大。右肩关三角肌-肩峰下滑囊、喙突下滑囊、肱二头肌长头肌腱腱鞘积液;超声:右侧三角肌下滑囊炎。

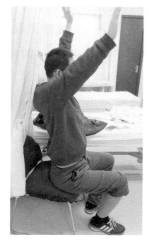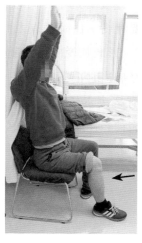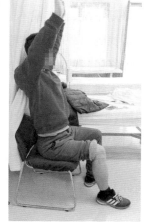

图 3-3　治疗即刻效果

查体:右臂旋后摸肩困难,前屈动作受限,肱二头肌、三角肌前束、三角肌中束有明显压痛点。

诊断:肩袖损伤。

治疗:针同侧腓骨长肌高张力点。即刻效果(图3-3)。

【讨论】

彭增福:腓骨长肌高张力点,本身可能是另一病独立灶点。但针刺时也可产生中枢性镇痛作用。因此,同时将三角肌后束及二头肌的疼痛搞好了。不过,由于病灶未彻底解决,对后者的镇痛作用可能不会持续太久。

关玲:全身的高张力点都可以影响其他部位的张力。

关玲:治疗后触诊肩部张力已经缓解。

彭增福:如果这种牵扯的话,中间应该还有连接带。如竖脊肌群等。

关玲:我的假设是,扎哪都行。只要张力高。不需要直接连接。

彭增福:那为什么不针局部?我指三角肌与二头肌。

关玲:过度使用才会劳损,劳损才会高张力。

彭增福:我的博客里,曾记载了一例耳鸣患者,同侧比目鱼肌张力增高,针刺时,针感直达患耳。耳鸣立即减轻。但维持时间不久。而且,后来,我试验性地针其他耳鸣患者的比目鱼肌,也不曾见效。因此,我有些怀疑其远期疗效。

胡追成:有些病灶并不一定要针局部也可以消除,我觉得机体本身有好几套修复系统,当年我本来要针刺一住院病人太冲,结果是一个截肢患者,但我还是找到另外替代方案了。彭老师说的后续随访确实很对,有的当时消失不等于好了,我治疗一例神经痛当时止痛,但是一个月才彻底治好。

高志雄:我还是觉得只有解决责任病灶,即时、远期效果才会好,远端取穴镇痛,是不是刺激引起止痛神经递质分泌增加?

【随访】

本病人经过10次针灸,2次针刀,疼痛缓解,但是肌肉无力感明显,3个月后前伸和外展仍受限。

八、腘窝痛(钱心如治疗)

【病例介绍】

男,69 岁,无膝痛史,一周前冲刺跑步赶车而致左膝痛,痛处在外后方,关节活动和走路时加重。

查体:走路时有 Antalgic gait(疼痛步态)。VAS 7/10,膝关节屈伸 10° ~ 90°。McMurray Test 有内后角的半月板疼痛,伴该处压痛。同时在膝盖的外后方和腘窝下方有轻度压痛。触诊还发现腘窝有柔软的软组织突出无压痛。无法排除腘窝囊肿。

诊断:①腘肌功能失调伴外侧半月板卡压;②内侧后角半月板损伤和腘窝囊肿待排。

【治疗】

诊断性治疗。嘱病人在微屈膝,内旋胫骨的状态下,我进行抗阻屈膝,抗阻力量逐渐加大,到屈膝 90°时,抗阻力量加大到不允许病人进一步屈膝,前后坚持半分钟左右。放松后腘窝软组织突出缩小 1/3,膝关节屈伸 5° ~120°。同样方法再进行半分钟,放松后腘窝软组织突出缩小共 2/3,膝关节屈伸 0° ~130°以上,行走和下蹲 VAS 1 ~ 2/10,基本无大困难,病人自称好了。于是我让他去我针灸师那里针灸推拿,针对内侧半月板后角等几个压痛点。我不知她用什么穴位,病人走时告诉前台全好了,约时间来治疗其他问题。

【讨论】

宋淳:腘肌起于股骨外上髁外侧面腘肌沟的前部(当腓肠肌外侧头之下),在膝关节囊内,经腓侧副韧带与外侧半月板之间斜向内下,止于胫骨后面比目鱼肌线的上方。能使胫骨内旋。受胫神经支配。

钱心如:MET(肌肉能量技术)治疗腘肌损伤:腘肌损伤引起半月板交锁,

导致膝屈伸不利,腘窝疼痛。查体可见腘窝紧张,腘肌起止点压痛。疼痛程度与紧张度或病程长短不一定成正比。治疗时让肌肉抗阻收缩至最大力度,坚持半分钟至其能量耗尽,肌肉得以放松。腘肌主要参与屈膝早期,故应在屈曲 30°位开始激活。

叶明柱:临床上治疗膝关节疼痛,可先在大腿部的足阳明经、足少阳经及足太阴经的循行路线上按压查找压痛点,然后选择反应强烈的 5~8 穴刺之,略加捻转,留针 30 分钟。拔针后加拨火罐,留罐 5 分钟。一般即可立效。若疼痛日久顽固者,可在背部第四、五胸椎棘突旁,两侧足太阳膀胱经上寻找压痛,予以刺络拨罐,以加强疗效。

九、不安腿综合征(网络求医资料)

【病例】

患者女,年龄不详,1976年开始双下肢在夜间感觉不适,但白天如常,生孩时大出血,在月子中就全身疼痛(特别是双下肢),后双下肢不适疼痛至今。

每晚安静放松时,双下肢无法形容的不适,必须掐、捏、按或动一动才能缓解,但是白天是好的。以后越来越重,但一直未得到明确的诊断和有效治疗。1997年,在上海中山医院做了肌电图检查,诊断为周围神经病。但由于病因不清,没有好的治疗方法。后来几次其他医院检查,肌电图均显示神经细胞变性,但专家都说,目前无法治疗。现在疼痛已发展到全身,并伴有全身至手指麻木。

无家族遗传史。使用过大剂量的弥可保之类的药物,也曾用过激素、中草药均无效果。

【讨论】

王凡:这个病叫不安腿综合征,又叫慢性肌筋膜间室高压综合征,本病是失眠的一个重要原因,特点是动则无事,静则发作,所以严重影响睡眠。针刀治疗效果很好,一般1~2次即可治愈。我治过一些效果都很好。

病例1:这是上世纪90年代的事。有一次我在病房值夜班,已经很晚了,有一个老年患者不睡觉,在走廊里来回走。我就问他怎么不睡觉,他说:我这两条腿不能躺,一躺就难受,一种似痛非痛,似痒非痒,似酸非酸,似胀非胀的莫可名状的感觉,走起路来没事,只要往床上一躺这种感觉就出来了,已经弄得我好长时间没睡过一个安稳觉了。虽然我当时已经知道有这么一个病,但从没有治过,只能用中医的思来考虑这个问题。中医讲,阳主动,阴主静,阳入于阴则寐，阳出于阴则寤。他不停地走，说明阳气太盛；阳气太盛不能入于阴，所以他无法睡眠。另外下肢为足三阳经循行之处，下肢不宁肯定是足三阳经热盛。那么我给他泻泻阳，补补阴不就可以了吗？

当时就循着这个思路用针灸给他治了一下，先是在足三阳经的井穴给他放了放血；另外考虑阳跷脉和阴跷脉是管运动和睡眠的，这两条经脉给他针了一下，阳跷脉取的是申脉穴用泻法，阴跷脉取的是照海用补法。当时我想试试看效果怎么样，就只给他治了个左腿。治完之后他就睡着了，睡了一夜特别香。第二天找到我说王大夫你可救了我，好长时间没睡这么香的觉了。当时我想这个思路还是对的，他要求我再给他治另外一条腿，于是我就又给他放了放血，照这个方法针刺了一下。因为当时我是在内科转科，就值了一个夜班，后来什么情况我就没有再留意。我知道用这种针灸泻阳补阴的方法可能会有效，至于他的远期疗效怎么样，它的西医机理是什么呢，还是不太清楚。

后来我看了庞继光老师的《针刀医学基础与临床》（深圳，海天出版社2006年）这本书，庞老师说这个叫"肌室间筋膜高压综合征"。在他的书里专门有一章讨论下肢肌室间筋膜高压综合征。我大概也看了一下，因为这个病有一个急性的骨（肌）筋膜间室高压综合征，比如说腿部外伤，里面有一些出血渗出等就会出现这种综合征。但不安腿综合征属于慢性的肌筋膜间室高压综合征。肌筋膜间室高压综合征从解剖上来看，在小腿的横断面上，胫骨、腓骨骨膜间和小腿的前肌间隔以及小腿的后肌间隔将小腿分成四个间隙，其中包括前室、侧室、后深室和后浅室。这四个间隙中有肌肉血管神经等等，形成一个骨的肌筋膜间室，在间室中间有滑液，在不断地产生然后再不断地运走，形成一个流动。如果因为各种各样的原因，产生一些炎症或者受伤等等，就会导致滑液的运行不畅。在运动的时候由于肌肉不断地运动，回流会比较好，所以它就没有问题。当不运动静止下来的时候这些滑液排不出去，会聚集在间室中，就会产生胀的感觉。所以这就是为什么动起来没有问题，静下来就不行的原因。

针刀治疗：就是把筋膜给划开，治疗也比较简单，在小腿的腓肠肌比目鱼肌从上到下定几个点，在其两侧也定几个点，少的有五六个点就行，多的做十几个点都行,做一排、两排、三排都可以。如果怕疼的话可以给其用点麻药,不怕疼的可直接用针刀松解,用 4 号直径 1mm 的针刀,进针大约 1 寸,进行纵疏、横拨,切一切划开出针就可以了,然后用纱布止血,一般就没有问题了。

以后我又陆续治过几次,效果都是不错的,一般一次就可以治愈,有些严重的有可能需要做第二次,从来没有做过第三次。

病例 2:这个病大多都发生在小腿,因为小腿处于下肢的最下面,受的压力比较大,所以往往在小腿出现这种情况。但是大腿也有。今天一个女病人,是整个左大腿有这种莫名其妙的感觉,躺下之后 5 ~ 10 分钟症状就出现,只要走起来就没事。她说大腿有一种来回翻腾,火烧火燎的感觉,自觉有一股热气从大腿上升到腹部,特别的烦躁不安,影响得她已经有十多天没睡好觉了。昨天晚上到北京后她妹妹给她揉了一夜的腿她才睡了会儿,如果不揉的话根本睡不着。从解剖上看,大腿上部筋膜与腹部的筋膜相连,大腿的筋膜上端附着于髂前上棘、腹股沟韧带、耻骨结节、耻骨联合、耻骨弓等,还有臀筋膜等也都与之相连,所以她这种感觉向上传导到腹股沟,再往上传导到腹部也都有可能。这个病人我用针刀在股直肌的起点处松了一下,在股直肌上选了四个点,后侧在坐骨结节处松了一下,腘绳肌做了四点。第二天此患者来说回去睡了 4 个小时,大腿前后不难受了,但又改成大腿内侧了,还是那种感觉。于是又在耻骨下支做了一点,股内收肌群处做了四点。怕她外侧又犯,又在大腿外侧髂胫束做了四点。第二天患者没来,托人说大腿完全没事了,夜间能睡一会儿,但是又改成小腿了,仍然烦躁不宁。家属带她去北医三院神经科检查,第一诊断是精神病,第二诊断是焦虑状态,第三诊断是不安腿综合征,第四诊断是睡眠障碍。开的是治疗精神分裂症的药。因为患者闹着要回去,所以看完病拿上药就回河南了。后来又追踪寻访她妹妹,说服药后睡眠好转,精神状态也不错。看来精神性疾病也可出现不安腿的表现,以后临床要注意。

贺建政:1994 年我参加朱老师的学习班,当时有个老学员就是这病。这也是我第一次遇到。朱老师亲自操刀治疗,跟您方法一样,只是最后多了一个手法。后来我就这么治,虽然不多,但效果很好,这是针刀的优势病种。

杨飞：不安腿综合征从西医角度看，是累及上纤维神经损害的一种疾病。小纤维神经是长度依赖性，因此不安腿以下肢症状多见，也有上肢不宁的。因此又可以叫不安肢综合征，有部分是继发的，贫血、血糖异常、中毒、特殊药物等等都可能出现也见过与酒精相关的。不是所有的不安腿都有肌电图神经传导异常。这人神经传导损害了，说明大纤维也有问题了。长期慢性疼痛患者交感神经会有异常改变。针刀有两方面的作用：一局部改善血供，使末梢循环好转，营养了神经，这是逐渐起效的。二是当时治疗产生的疼痛或其他效果对关键在于神经起到抑制作用，这是当时就见效。因为我没见过针刀治疗过程，所以分析的不一定对。对于慢性疼痛，交感阻滞有效，再加点口服药，普瑞巴林，可以减轻神经病理痛的中枢敏化，应该也有效。

关玲：交感神经引起疼痛吗？

杨飞：正常情况下疼痛传入不通过交感神经，长期慢性痛会形成异常环路导致交感神经节改变，反过来加重疼痛。

王平：交感神经系统紧张，可引起血管痉挛，直至微循环障碍。或者说交感神经系统和副交感神经系统制约失衡。椎间盘的部分痛觉直接由交感神经传导。

丁赵：我们暂且不能称之为不安腿，因为他已出现身体，包括手的一些麻木了，包括下肢像蚁走感。软组织外科学认为：臀部肌肉，尤其是臀大肌和阔筋膜张肌、臀小肌和臀中肌称之为髂翼外三肌，髂翼外三肌的软组织损害引起的下肢和小腿的一个传导痛。小腿的不安腿，王凡老师也说出来了是骨筋膜的问题，那么我自己的观点认为：宣老讲的这个传导的思路经过我们在临床和尸体解剖发现，臀大肌的下三分之一在臀肌粗隆，上三分之二在髂胫束，阔筋膜张肌也到髂胫束去，还有一个就是臀中肌的外面包的就是阔筋膜，阔筋膜的延续就是髂胫束，髂胫束和股二头肌形成小腿外侧筋膜。所以这个是髂翼外三肌引起下肢传导痛的重要的一个解剖的情况。首先应该查一下髂翼外三肌的压痛点是否强烈，这是第一个地方。另外就是内收肌群，顺着背阔肌向上，看看肩胛骨上的肩胛背三肌（冈下肌、大圆肌和小圆肌）看有没有压痛。如果说这些地方检查完了之后有明确的压痛点，还要做一下预示性疗效测定,这个要做详细的体检。所以不安腿这个现象,可以说这是一个现象也是一个结果,可能是髂翼外三肌和内收肌群损害引起小腿的疼痛和不适。

丁赵:不安腿属于软组织损害相关症状中较为严重的。

胡寿晃:不安腿多注意检查比目鱼肌、腓肠肌。

十、阑尾区疼痛(王迎治疗)

【病例】

患者,女,70岁,右小腹阑尾区疼痛,饭后加重一周。

查体:按压阑尾区,局部腹肌紧张,按之疼痛,无反跳痛。

治疗:取左手三里附近一针,再检查,疼痛较前明显好转。于是又在右侧胃经阑尾穴附近的瘀络点刺放血,再检查无不适。

【讨论】

关玲:您没有排除腹斜肌紧张吧?

马晓红:在美国,真正阑尾炎的病人不会来找中医师。但遇到患有慢性阑尾炎疼痛发作,或急性期但病人去医院之前坚持先要看自己信任的中医的,临床解救的最有效办法是:

(1)针刺同侧手三里、阑尾穴、上巨虚(最好是温针灸)。

(2)对侧是三角肌,顺经滞针后轻提拉数秒到数十秒(或三角肌扎跳)。

(3)可随症加减穴位,如气海穴针上或针后灸、足三里、下巨虚、大肠俞、小肠俞、公孙、商丘、三阴交、阳池、曲池等。

(4)嘱患者回去后,坚持早、中、晚按压双侧尤其是右侧合谷穴以巩固疗效。

曹国华:阑尾结肠后位的,麦氏点压痛,反跳痛也不明显,且容易与腰大肌紧张引起的疼痛混淆。

马晓红:内脏痛可以引起肌紧张;肌紧张也可以引发内脏痛。

胡寿晃:内脏病分肌筋膜源性内脏病和真性内脏病。

鉴别内脏本身的病变还是肌筋膜源性的病变的方法：

（1）可作相应肌肉运动快速测试是否肌肉筋膜有损害；

（2）触诊肌肉的触发点是否存在；

（3）真性内脏痛,会伴随医疗病理学改变(影像和化验室支持)。

十一、腰痛 (彭增福治疗)

【病例介绍】

男性,患者,64 岁。

主诉:腰痛 4 年,加重 2~3 个月伴有大腿牵扯痛。

病史:4 个前月前小肠术后疼痛加重,术后上半身身重增加,下肢消瘦,右侧明显,行走乏力,上下楼梯困难。纳差。既往有糖尿病、高血压病史。西医诊断为骨刺。影像检查示:腰椎前凸消失,腰椎侧弯,腰椎病。曾用整脊、针灸治疗,未见明显改善。

查体:双侧髂腰肌明显僵硬。

诊断:髂腰肌筋膜疼痛综合征。

治疗:当时疼痛即刻减轻。大约治疗了 5 次痊愈。

【讨论】

曹国华:这例病人的二便如何?

彭增福:无异常。

曹国华:这样的病人该看舌脉、二便,我是惯用复元活血汤,排大便后疼痛大减。

彭增福:病史已 4 年加重 3 个月了。

关玲:丁赵的办法,松解小转子!

丁赵:不能扎,小心搞断了旋股动脉,导致股骨头坏死。安全第一,诊断第二,疗效第三。

彭增福:离腹股沟还有一段距离！通常只针在硬节的肌肉上,但在到达目标肌肉前,有可能触及腹壁浅动脉。

彭增福:这个案例中,正是因为作了一个小肠手术后腰痛加重的。我现在还没有完全明白,为什么术后上半身变胖,下半身变瘦?

  马晓红:我感觉是因为没有治本。不用手术,用针灸和(或)手法治疗,配合自我按摩、饮食调整、呼吸调整都可以达到治疗目的。手术是忽略人体自愈潜能的做法。

十二、盆腔病(马彦红治疗)

【病例】

病例①:本院医生母亲,68 岁,主诉:阴道痛、干涩近 10 年,伴下腹不适。曾在多家医院妇科就诊,检查无异常,局部用药无明显效果,坐浴后自觉舒适(丧偶 10 余年)。

病例②:妇科转诊病人,37 岁,主诉:无白带,伴下腹部、腰骶部坠胀感。妇科检查无异常,随转诊我科治疗(孩子 2 岁,夫妻异地分居)。

病例③:妇科转诊病人,27 岁,主诉:性交痛,伴下腹不适,会阴部侧切瘢痕处疼痛。妇科检查会阴部侧切瘢痕明显触痛(孩子 6 个月)。

治疗方法:

(1)腰背部:肾俞、腰阳关、八髎穴针刺,留针 15 分钟,取针后拔罐 5 分钟。

(2)腹部:关元、归来针刺,留针 15 分钟,取针后拔罐 5 分钟。

(3)局部治疗:压揉耻骨下支(短收肌、股薄肌、大收肌)、闭孔内边缘(闭孔内肌)、闭孔外边缘(闭孔外肌)、压揉尾骨至耻骨。

治疗效果:

病例①:每周治疗 2 次,共治疗 6 次,明显缓解。

病例②:每周治疗 1 次,共治疗 2 次,已有正常白带,腰腹不适消失。

病例③:每周治疗 1 次,共治疗 3 次,已经没有性交痛。

治疗心得:

以前这类病人只做腰骶部、腹部针刺治疗,局部无治疗,效果不如这 3 例明显。

这类病人一定要调神:3 个病例在后面括号中都有注明,都与神乱、神散有关,治疗中要有相关的交流疏导:夫妻关系、家庭关系、对性生活的正确观念。

【讨论】

关玲:这几个病例只能说明加上压揉的办法好。和调神没关系吧,说明调形的手段多。毫针有时候不够。

马晓红:调神用得好的话也可以起到松解筋膜的作用。

郝蓬亮:有没有松解盆底肌呢?因为盆底肌与以上病例症状关系更大些。盆底肌是指封闭骨盆底的肌肉群。这一肌肉群犹如一张"吊网",尿道、膀胱、阴道、子宫、直肠等脏器都被这张"网"紧紧地吊住,维持正常位置以便行使其功能。如果吊网发生异常再加体内激素变化,便会发生案例中的症状。不过这个地方不好操作。曾经治疗过一例大便排不尽男性的患者,用李建民老师的办法,松解盆底肌,再加艾灸病情改善了。

马彦红:压揉尾骨到耻骨就包括你说的问题:

(1)尾骨尖:从里向外压揉;

(2)尾骨侧面:沿着尾骨侧缘从里向外压揉;

(3)坐骨棘-坐骨小切迹-坐骨结节-坐骨支-耻骨下支-耻骨间盘下方:沿骨内缘向外操作。

这个手法确实受到性别限制太大,但是效果是很棒的。

黄晓春:你的经验到位,给异性治,要告知后再查体及治疗。性交痛等,病位多在尾骨前缘(阴位),触诊精确定位是必须的。我习惯用针,密刺,多可针到痛除。

刘农虞:筋针定向浅刺,舒畅卫气,散结柔筋,恢复脏器位置而达治疗盆病之目的。

十三、尿频(关玲治疗)

【病例】

病例 1:女,55 岁,尿急 3 个月。

病史,无明显诱因,晚上严重,5 分钟一次。自觉从腹部到腹股沟阵发性抽搐。

查体:腹直肌、锥状肌无压痛。腰大肌有压痛。

治疗:用手法松解腰大肌。即刻抽搐减轻。次日反馈夜尿好转。

思考:本病常见于腹直肌、椎状肌,而本病人起源于腰大肌。症状夜间加重考虑是平卧体位的因素。

【讨论】

王凡:最近治过一个夜尿频的,每夜 10 多次,在膀胱俞、八髎针刀一次,当晚减至 3 次。

关玲:要先查体确定原因再制定方案,这样有效没效都明白道理。松解了腰骶筋膜,想过为什么能好吗?增大了代偿空间,但过几天还复发。

王凡:没有复发。现在每晚两次。简单说,松解了骶部软组织,改善了阴部神经(S2~S4)对膀胱逼尿肌的不良支配状态。

于洋:我不认为改变结构是解决问题的唯一方法。人体的适应能力极强,你要改变的结构也许不是,或者不是真正的需要改变的结构。先天性结构异常,有些患者没有症状,这说明,异常只是针对大多数人对比出来的结果,但是对那个个体已经是最好的结果了。

区晓鹏:同意。只吃药,有时甚至只是补益药,很多伤科病一样好转。

王凡:也是针了两次效果不太明显,病人又很着急,所以用了针刀,就一次,当晚就减为 3 次了。

马晓红：王凡老师：假如您用 1.5 寸毫针刺同样的穴位——膀胱俞和八髎,（或者中极、气海之类）,也能达到同样的效果的话,你还是会使用针刀来治么?

王凡：当然不会,就是因为效果不显著才改的针刀。那个病人查过体了,就是腰骶神经的原因,与泌尿系感染所致的很好区分。尿路感染者必有相应的体征和化验指标。

马晓红：起夜,一夜十次左右的极端情况临床上遇到过,只是我使用的"特殊手段"有所不同：针上加灸和调整呼吸习惯。疗效显著,持久。

关玲：我另一个病人,老年女性,每天起夜 10 多次。查体内收肌紧,用卢鼎厚针法阿是穴斜刺治疗一次,当天夜里一次没起。

胡追成：内收肌紧张就像把装水的盆拉松了,开关也拉松了。所以新八髎,还有前部腹丛刺也有效。

王凡：针内收肌治疗遗尿的问题我曾关注足厥阴肝经的阴包穴,《针灸大成》有阴包穴治疗遗溺及其他泌尿生殖系统疾病的记载。但是从组织结构考虑就很好理解了,阴包穴恰位于内收肌上。也知先人确实高明。这样的例子还有许多,所以了解了结构再返回头来看传统针灸经络腧穴理论就有了新的认识。古人的许多经验是经过长期甚至超长期实践得出的,虽然他们不可能用现代解剖知识和生理病理理论解释,但其经络经筋气血津液理论却可以执简驭繁地有效地指导临床。用不用现代医学知识揭示其机理,对于临床应用来说其实无所谓。

关秉俊：现在这个现象只是说明有关联,内收肌和夜尿之间的关联是怎么样的因果链呢? 这个得说清楚所谓的结构、功能关系。否则,只不过用"内收肌"这个词替代"厥阴肝经上的穴位"另一个词而已。

于洋：临床治疗大多是找个治疗的捷径,很多解释都是滞后的。

彭增福：因为内收肌的激痛点可以引起夜尿多。不仅如此,还可治疗精索静脉曲张,不育、痛经等。

关玲：摸到高张力的地方就针,合谷刺。针后变软就好。卢鼎厚教授针刺最厉害的是当场治好的从此就好了,几乎不会反复。可能他使用的针粗的缘故。我更想知道的是：扎肌腹、韧带还是肌肉间隙哪个更好?

于洋：我觉得扎内收肌起止点更有效，我一直都扎起止点。肌腹第二选择，扎起止点在松解高张力点的同时，可以调节附着点两端的骨的位置，从而达到筋骨并治的作用。而只扎肌腹，这个作用小。起止点松了，在骨上面的力的大小自然有改变。如果不松起止点，调起来就很费劲。因为有的肌肉之所以有高张力，可能不只是肌肉本身的问题，可能是两端骨位置偏移造成的肌肉扭转而已。所以这就是为什么有些民间高手只调骨也能治疗一部分疾病。

宋淳：刀用起止点，针用腹，手法用全长。

王凡：针刀松解膀胱俞八髎也有效。

刘路遥：扎肌肉间隙本身有松解作用，骨骼和肌肉都是粘弹性体，如果针刺仅是力的作用的话，针刺方向就是给骨骼肌施加应力方向。

刘农虞：内收肌治夜尿，在经筋理论中属筋性盆病。足三阴、阳明经筋均聚于阴器。夜尿分筋性、脉性与脏性三种。

吴维毅：有人以内收肌群治疗子宫肌瘤，摸到筋结处下针效佳。治疗尿频杨兆钢针秩边，刘志顺针会阳中髎，郭廷英针会阴，均是局部取穴效佳，一次显效很常见，离不开神经解剖经络支持。按肌筋膜治疗取内收肌群也离不开神经肌肉经络。作为针灸体系补充当然很好，很值得了解掌握。但完全替代还是需要斟酌。辨证辨病辨经论治，各有所长。

十四、银屑病(高志雄治疗)

患者女,76 岁,18 岁开始出现后背,四肢皮损,诊断为银屑病。

2016 年 3 月开始在我门诊行针刀治疗。按颈椎、胸椎、腰椎分三个节段分别治疗,总计治疗 9 次。治疗前(图 3-4),治疗结束后半年(图 3-5)对比如下图:

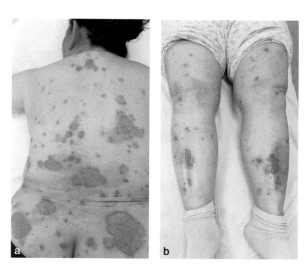

图 3-4　银屑病患者治疗前

治疗位置:均以脊柱两侧颈椎关节突关节,胸椎肋横突关节,腰椎横突为主。

治疗方法:针刀。针刀治疗后拔罐。

具体定点思路:中医穴位治风、治血,主风、主血的膀胱经俞穴。如肺俞、膈俞、心俞、脾俞等。皮损所属皮神经节段的对应神经根椎体。

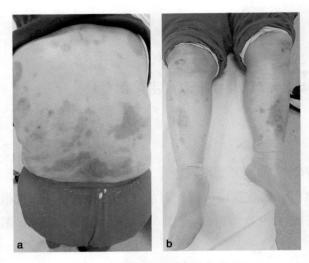

图 3-5　银屑病患者治疗结束后半年

【讨论】

于洋：心俞、膈俞治标（C3、C7），颈椎治全身，腰椎固本。

高志雄：最近治疗的银屑病病例发现，都在皮肤科确诊，暂不以皮肤科分型，不做皮损局部处理的情况下，全身大面积泛发的效果明显，一般第一次治疗后瘙痒就明显减轻，之后逐渐脱屑减轻，皮肤开始变鲜红，由深层往浅层逐渐缩小面积。局部一两片皮损的我治疗效果较不明显。

宋国政：银屑病中医病机属血热血燥血瘀的多见，我还是喜欢加点中药，同时配合穴位埋线，针刀，自血以曲池、风市、血海、左右交替注射。针刀操作脊柱周围治疗点自不必说，针后加拔罐。

郑勇侠：局部小片我采用刺血针加气罐，连续刺血连续拔罐，效果很好。主要是改善了局部新的血液循环。下面是一次治疗前后的照片（图 3-6、图 3-7，间隔 15 天）

崔秀芳：关于银屑病的病因分析：

1. 脊柱因素

（1）椎管外软组织原因：深究其原因：①颈椎周围软组织损伤，导致椎动脉供血不足；②引起交感神经中枢的兴奋，血管进一步收缩。加重脊柱周围软组织的持续痉挛，导致脊髓灰白交通支通路受阻，脊髓缺血导致缺氧反馈

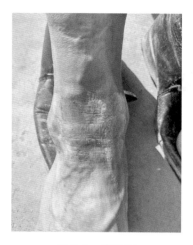

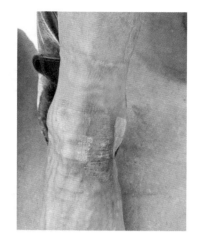

图 3-6 治疗前　　　　　　　图 3-7 一次治疗后(间隔 15 天)

性兴奋增高导致皮肤附属结构代谢障碍和营养障碍。

（2）椎管骨性结构改变:脊柱结构改变,如颈椎椎间关节和后关节错位,力平衡失调,导致脊椎前外侧交感神经和交感神经节以及椎动脉如前所述的改变。

（3）椎管内:主要是悬吊固定脊髓的齿状韧带被动受牵拉导致脊髓信号一系列的改变。

2. 神经原因说:①神经敏化;②神经抑制功能障碍;③神经血管机制。

3. 中医理论解释原因:①脾胃失和;②肺经之变。

宋淳:那么,为什么那么多颈腰椎病人大多没有牛皮癣？这里面是否存在其他的决定因素？

高志雄:为什么只有局部一小片皮损的效果都不好?

崔秀芳:我治疗时调节脊柱、调节神经、调节局部,三个层次一起治疗。

高雨:银屑病属于皮肤代谢障碍性疾病,主要原因是竖毛肌的痉挛引导致皮肤内循环障碍表皮细胞的过早凋亡。竖毛肌受交感神经支配,交感神经的低级中枢在胸 1 到腰 3 脊柱前,高级中枢在延髓,所以针刀治疗银屑病就是从脊论治,减轻交感神经高级和低级中枢的刺激。

十五、眼科病(马晓红治疗)

【病例】

分享一下用脐针治眼病的几个小病例。其中两例是飞蚊症,一例是眼球术后痛。

第一例飞蚊症病人同时患有失眠(东欧裔男性,1945年出生),飞蚊症状已持续11年,左眼严重。第一次先用其他针灸方法治疗,睡眠改善但飞蚊症状效果不明显,第二次改用齐永老师的脐针,在离位找到两个极其细小、肉眼几乎看不到的红色微点针刺,沿皮肤进针,针尖分别朝两眼睛方向,针体平行于腹面,留针45分钟。针后病人飞蚊情况有明显好转,又治疗一次后大体消失。

第二例飞蚊症病程一年左右(德裔女,1939年生),用同样脐针方法治疗,一次明显减轻,第二次消失。

第三例为糖尿病引起的视盲(非裔女,1936年生),因左眼常发炎而做了左眼球摘除术,但术后几个月眼部依然痛。来就诊时病人左眼剧痛且泪流不止。先给病人做了体针以整体调整,又在枕后风池附近区域找到结节、条索做了松解,最后在脐针离位找到微细红点向左眼方向"打枪"。病人眼痛消失且泪止。嘱咐病人每天几次用手指在胸锁乳突肌前后上下以及枕后风池天柱到翳风一带,找压痛点滑按、压揉以巩固疗效。

【讨论】

关玲:脐针的红点正好对着眼睛方向吗?还是红点和眼睛方向各扎一针?按常规飞蚊症是一种玻璃体的退变,不可逆转的。用多粗多长的针?进针层次和深度、角度?

马晓红:脐针的红点正好对着眼睛方向,关键是红点并不好找,因为肉眼不容易看到,要很仔细。没有红点的可看到小片稍暗色晕或触诊结节或其他皮表微小异常。用一寸 38 号针,也用过 36(0.20mm)号,沿脐壁向外平刺进针半寸许,有时几乎进一寸。

关玲:我用 0.2mm 揿针扎过,不过是触诊找张力高的方向扎。

马晓红:0.2mm 的揿针扎脐针不够深吧?

刘路遥:感觉脐针扎洛书全息整体偏泻法,脐周外开一寸至三寸才偏补。记得《千金方》里有个奇穴叫脐旁四白,就是脐周上下左右旁开一寸,感觉补虚调内脏效果挺好。

马晓红:治眼病还有其他方法。北卡州有位中医用左手掌两穴(鱼际、少府),右手三穴(鱼际、少府、劳宫)治疗疑难眼病效果很好;马塞诸塞州有位中医用颈 3、颈 2、风池和胸锁乳突肌附近的天窗、扶突、天容等治某些眼病效果也很不错。临床上发现对改善老花眼和缓解白内障确有效果。

胡追成:风池穴可以针感到眼部,效果不错,同时颈部穴位治疗可以改善面部及眼部供血,所以有种人迎洞刺法治疗眼、面部疾患。神门穴可以治疗视神经萎缩,中冲治红眼病,心与心包治眼病,同时天柱、头针视区也是治疗眼病的常用刺激区。

关玲:视疲劳和玻璃体浑浊常规毫针刺法不行。

胡追成:视疲劳可以,玻璃体混浊要想逆转不现实,但是改善症状可做到,因为临床病理改变与临床表现不成正比的。

关玲:治疗重症视疲劳,攒竹放血拔罐效果很好。有的一次治愈。可能是枕下肌和额肌的紧张的原因。

李晋垚:对小儿假性近视针灸治疗有什么经验分享?

关玲:手法松解眼轮匝肌。

廖威:小孩近视我的体会是治疗同时改变姿态,姿态不变治疗效果不持久。也就是姿态改变结构,结构影响功能。反之改变姿态,调节功能。

张晓君:保护眼睛的方法:把梅花针用砂纸磨过,磨平针尖。每天晚上关灯后,敲打眼睛周围穴位,也可配合太阳、百合、四神聪。

胡追成:中医有承泣、四白、正光 1、正光 2,还有眼眶周很多奇穴。

刘路遥:感觉以四白、颧髎、承泣、攒竹、阳白这些穴位选几个皮下刺松解浅筋膜效果还可以。

胡追成:前提是这些点靠近眼部,否则效果不行,或者是点不重要,针尖才是关键,还有就是要找到肌肉下或肌肉本身与眼有联系的结构,比如血管神经筋膜等,这样会开拓取穴思路。

黄强民:按照触发点理论扎胸锁乳突肌,翼状肌(长头,外侧头),颞肌(第一触发点),眼轮匝肌,咬肌起点等。

富大力:临床上遇到眼科本虚标实,多以针药并举,对于飞蚊症也有几例取材方剂以茯菟丹,菟丝子的黄酮类化合物可以保护眼部血管,从而可以强化眼角膜和晶状体。取穴:睛明(用不用差异不是特别明显)、扶突(有压痛点)、三阴交(改善下肢回流)、液门(改善颈部供血)。

十六、顽固性头痛(冷三华治疗)

【病例】

患者,男,50 岁。

主诉:持续性头痛 20 年,加重 7 年。

病史:近 7 年头痛,逐渐加重,昼夜不间断性头痛,伴随耳鸣、盗汗。口服止痛药无效。患者怕针,不得已寻求针灸治疗。已经常规针灸治疗 2 次未见效。既往有吸毒及抽烟史,已戒。

查体:两侧眉棱骨的眶上缘中间凹陷处、行间、太冲、陷谷、足临泣附近敏化。精确触诊,其敏化点在眶上缘中间骨膜,第一、二跖骨外侧缘骨膜,以及第五跖骨内侧缘骨膜压痛。经络辨证为头痛。

诊断:头痛(足少阳经、足阳明经、足厥阴经合病)。病位:骨膜。

治疗:针刺上述敏化点,针尖到达骨膜,直入直出。病人有强烈的痛感。针刺一次,病人头痛减轻。三天后,病人打电话述“7 年来最舒服的一天”。经过 6 次治疗,头痛完全消失。查体上述敏化点的压痛已经消失。

【讨论】

郭松鹏:冷三华博士是依据《黄帝内经》的骨空论、远道刺(“远道刺者,病在上,取之下”)、输刺(“输刺者,直入直出,深内之至骨,以取骨痹”)、短刺(“短刺者,刺骨痹,稍摇而深之,致针骨所,以上下摩骨也”),采用经络辨证,运用五体论之刺骨法治疗。但是如何触诊判断病在五体的哪个层次?

冷三华:轻触皮肤,捏起皮肤,疼痛加剧,则病位浅,压筋或者压脉则痛重,则在脉在筋,深压至骨,痛在骨膜,则病位较深,在骨。有些患者可以自己描述痛来自骨。五体刺法是一种针至病所的刺法,后来被整合到经络理论中。通过触诊确定病位在骨至关重要。

毛振中：不过有一点疑惑，刺激量，是不是一定要在治疗区把病人扎得快要哭了是合适的刺激量？

冷三华：不是要把病人扎哭，而是要扎最敏感的点。不捻转，只提插。

黄声：针灸治头痛，是针灸科常见病，实则泻之，虚则补之，皮肉筋骨之间，平补平泻施之，望舌看苔，痰湿瘀，气实气虚，阳明、厥阴、太阴太过不及。针出痛祛，无须玄密之谈。

毛振中：实者有结有痛，怎么确定是虚呢？

于洋：吸与斥，吸虚斥实。

毛振中：虚吸，吸的地方也是疼痛结节同时存在吗？

于洋：是的，深层感觉不同。即便是结节，也会粘手。实，是邪盛，欲出状，因而越之，可切。虚，正气夺，可灸。如切，短效。

富大力：定层次这个技巧非常重要！也可以直接在紊乱的终端用手法开始拆解和重建。

毛振中：高张力的肌肉软组织，浅筋膜在体表形成的黑点，络脉形成的青紫色的痕迹，腧穴热敏的阳性反应，运动中的弱链都是在用不同的方法恢复结构的失衡，症状的出现从结构上看就是结构失衡。结构恢复了，疾病自然可以痊愈。

关玲：身体张力的代偿往往结在四肢末端，因为它已无处传递。这是STECCO 的《筋膜手法治疗内在功能失调》（人民卫生出版社，2017 翻译版）中说的，有道理。

第四篇
精 彩 医 案

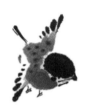

一、七根肋骨骨折案例(钟士元治疗)

黄某,女,67 岁。初诊日期:2015 年 6 月 26 日。

主诉:右侧胸胁部疼痛,转身、咳嗽更甚,抬手受限 4 个月。

现病史:4 个月前在韩国旅行时摔倒致胸部疼痛,经 X 片诊断为右侧 5 根肋骨骨折。先后在韩国及中国香港某医院住院,治疗后仍疼痛,转至广州诊治。

查:右侧胸胁部广泛压痛,胸椎侧弯双侧背部不对称,压痛以右腋中线4 ~ 10 肋为明显,对向挤压试验(±),上身旋转、侧屈及右肩活动明显受限,不敢深呼吸及咳嗽。

X 线片(图 4-1)诊断意见:

(1) 右 4、6、7 胸肋腋段,右 9、10 胸前肋骨骨折骨痂塑形期改变。

(2) 胸椎骨质增生。

(3) 胸椎旋转式错位(胸 1 ~ 10 棘突不居中)。

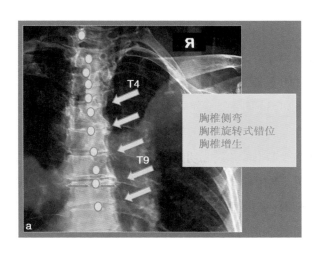

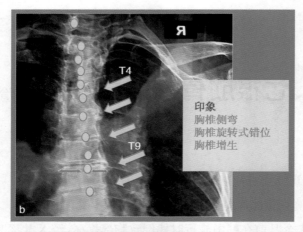

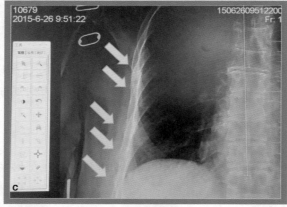

图 4-1　黄姓患者 X 线片

诊断：

（1）右侧 4、6、7、9、10 肋骨陈旧性骨折。

（2）第 1～10 胸椎旋转式错位。

（3）右侧胸胁部肌筋膜损伤。

第一次治疗：

（1）毫火针：先用记号笔标明 5～10 肋骨旁扳机点及 4～10 胸椎棘突旁扳机点（图 4-2）。再用 0.3mm×25mm 普通针灸针烧红后刺（根据：《脊椎病因治疗学》和肌筋膜疼痛扳机点理论）。

（2）毫火针针刺后做局部放松。

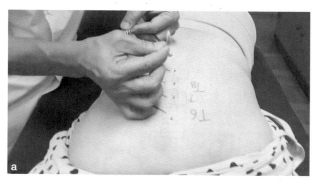

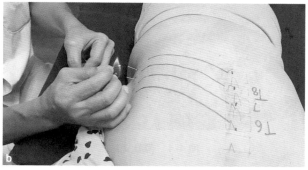

图4-2　毫火针进针部位

　　第一次治疗后检查:转身、举手和咳嗽时右胸胁部疼痛减轻。接着加易罐(图4-3)做右侧牵拉背阔肌、肩胛下肌、腹内外斜肌、肋间肌等(根据:《解剖列车》、肌筋膜疼痛扳机点理论)。

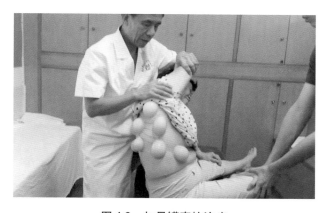

图4-3　加易罐牵拉治疗

休息两天后,2015 年 6 月 29 日来做第二次毫火针治疗时询问:胸胁部疼痛已减轻 80%。

第二次治疗:

(1) 用毫火针刺后胸胁部扳机点后,留针做带针牵拉(即运动针针刺+牵拉共同破坏多裂肌、菱形肌、斜方肌的扳机点,参见图 4-4)。

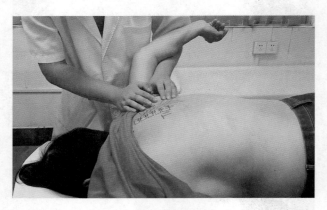

图 4-4 带针牵拉

(2) 摇、推肩背纠正胸椎错位(龙氏治脊疗法:矫正胸椎旋转式错位)。

在请教脊椎病因学创始人龙层花老师后,在 2015 年 6 月 30 日第三次治疗时从步态观察到患者有骨盆旋移征——歪臀跛行、双下肢不等长。

第三次治疗:

(1) 足部牵拉+踝关节矫正(针对肌筋膜链)。

(2) 纠正双下肢不等长(用龙氏手法针对骨盆旋移征——矫正"纵向移位")。

(3) 胸椎复位(同时矫正胸椎"旋转",及骨盆"纵向"错位)。

第三次治疗后检查疼痛全消,用力咳嗽、转身、肩关节回旋均不受限。

X 线片复查后修正诊断:

原来诊断:右侧 4、6、7、9、10 肋骨骨折(共 5 根肋骨)。

修正诊断:右侧 4、5、6、7、8、9、10 肋骨骨折(共 7 根肋骨)。

2015 年 8 月 2 日电话随访:经过三次治疗后胸胁部疼痛没有再出现。

治疗小结:

（1）把龙氏"脊椎相关疾病"理论与骨折治疗相结合。

（2）把"肌筋膜疼痛扳机点"理论与"毫火针"治疗相结合。

（3）把胸椎错位矫正与"骨盆旋移征"矫正相结合。

（4）龙层花教授认为：因为骨伤少于软伤，急性伤多致软伤和骨伤并发，或只有软伤而未及伤骨，故软伤多于骨伤。

慢性劳损更是多数先为软伤，而日久发展为骨关节失稳、关节错位才致骨伤发病，故软伤多于骨伤。

骨伤治愈后还需继续治疗软伤，才能防骨伤复发，故软伤多于骨伤。

二、颈椎病手麻(阎喜换治疗)

王某,男,54 岁。

就诊时间:2016 年 5 月 10 日。

主诉:左侧颈肩部疼痛伴左手拇、食、中三指麻木 6 月余,麻木有一年。

现病史:诉左侧颈肩背部疼痛、伴左手拇、食、中三指发麻、下楼梯时低头加重,下 3 个楼梯后手开始发麻,颈部活动尚可、无头晕沉、双上肢无放射感,在附近社区医院行针灸、理疗、牵引等治疗半年,无明显改善。

辅助检查:颈椎 X 线。

影像诊断:颈椎病不除外。

影像解读:颈椎侧曲、左侧 C2/3、C3/4、C4/5 椎间孔狭窄。

查体:颈肩部肌肉柔软、无明显僵硬,翳风穴疼痛剧烈;寰枢椎左侧压痛严重;左侧 C2、3、4、5 椎间孔附近压痛;左侧肘关节内侧桡侧腕屈肌与掌长肌附近有刀割样压痛。

诊断:颈椎病。

治疗(参见图 4-5a ~ j):

(1) 患者卧位,针刺翳风穴,让患者动舌头,达到茎突舌骨肌为度。出针用手法松解翳风、地仓、颊车 3 穴;患者感觉半边脸轻松。

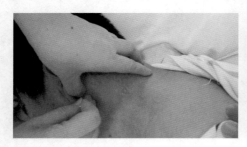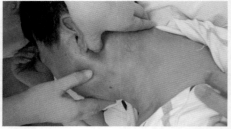

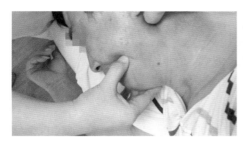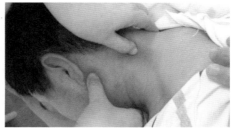

图 4-5a

（2）左侧神经根卡压处松解，左手卡位 C1 横突，右手松解 C2～5 椎间孔附近，并嘱患者左手握伸拳；患者感觉胳膊轻松。

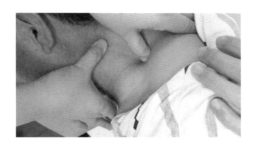

图 4-5b

（3）松解左侧肘关节肌肉及粗硬的血管，由桡侧到尺侧。

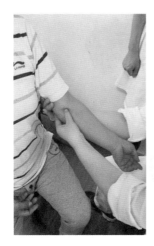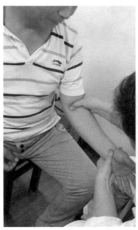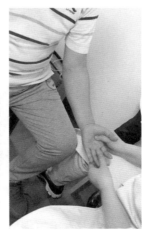

图 4-5c

（4）处理拇、食、中3指。

（5）辅助指导患者做摸高擦玻璃动作,活动筋膜。

疗效:治疗结束,嘱咐患者下楼梯及低头等活动,症状完全缓解。

医嘱:嘱患者尽量抬高左上肢,一周擦两次玻璃。

二诊:2016年5月19日,初诊后9天。

医嘱执行情况:擦了一次玻璃,打了几次羽毛球。告诉患者,打羽毛球早了对恢复不利,嘱每周擦两次玻璃。

症状:左臂肩胛缝部有牵拉感,手低头下楼麻感比初诊前减轻很多,平时干活活动颈部偶尔还会触发手麻感,左手在大便后做擦拭时手麻(初诊没好意思说)。

原因:第一次治疗颈部筋膜没有完全展开,第一次治疗后,在正常的活动中,筋膜结构自然调整,没有恢复的地方就显露出来。

治疗方案:松解颈部筋膜,并顺力线调整帮助恢复。

（1）手法松解抚平颈部粘连筋膜。术者右手拇指按压C1横突背侧,左手拇指按压C4、5横突结节附近并做横向拨法处理,嘱患者颈部向右侧屈并左右旋转,至指下感觉松动,患者自觉有传动到左侧肩胛骨内侧即止。

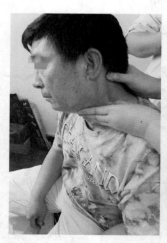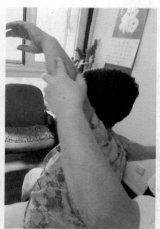

图4-5d

（2）术者右手拇指按压患者左侧肩胛骨内侧菱形肌压痛点,左手扶患者左肘部外展至水平位置,同时辅助患者屈肘外旋,逐步反序再恢复到解剖位。

双手拇指分别按压菱形肌压痛点及棘突附着点,剥离手法,松解分布于此处的肩胛背神经及肩胛背动脉,至患者感觉疼痛减轻即止。

（3）此时患者又诉大便后左手便后擦拭时手麻,术者右手拇指按压患者患者左侧肩胛提肌 C1 横突附着点附近凸起压痛点,右手扶患者颞部辅助患者屈颈位左右旋转颈部,直到右手拇指下感觉凸起的附着点归槽。

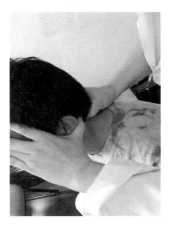

图 4-5e

（4）术者右手拇指按压患者左侧前中斜角肌横突附着点附近压痛点,左手扶患者枕部,辅助患者屈颈左右旋转,同时令患者左手够臀部做擦拭动作,以此松解穿行于前中斜角肌间的臂丛神经。

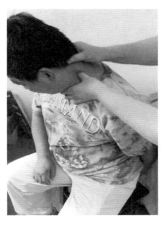

图 4-5f

（5）患者自述，"颈椎左侧屈时颈部撑着疼"，嘱患者上肢外展水平位，术者一手拇指按压喙突胸小肌附着点，一手握患者肘关节做内外旋，以此松解胸小肌，放松穿行于胸小肌下方的锁骨下动脉。

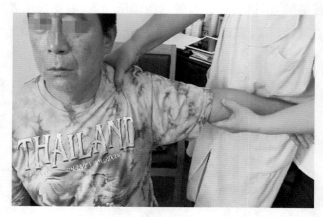

图 4-5g

（6）患者自述，"左侧屈颈旋转时颈部撑痛减轻，但是肩胛骨内侧缘仍疼痛"，患者上肢外展水平位。术者一手拇指按压喙突胸小肌附着点，一手握患者肘关节辅助患者肩关节做内外旋。

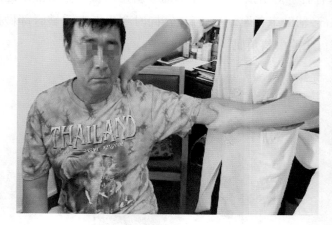

图 4-5h

（7）患者自述，"肩胛骨内侧缘疼痛较前减轻，仍稍有疼痛"，术者一手拇指按压肩胛骨上角内侧缘，一手按压小菱形肌压痛点附近，令患者垂肩做肩关节内外旋。

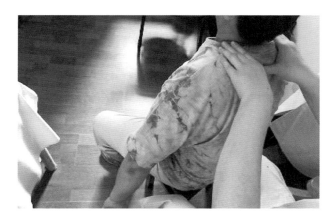

图 4-5i

　　（8）调整患者劳损的枕下肌群。术者一手拇指按压患者枕骨底部靠近正中线的位置头后小直肌附着处,一手拇指按压寰枕后弓结节、C2 棘突部位,令患者屈颈左右旋转,感觉手下松动即止。

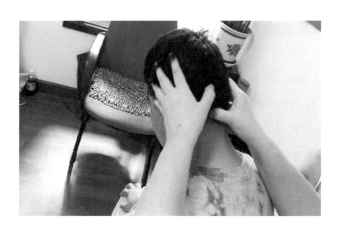

图 4-5j

　　效果:颈部轻松,手麻症状消失。

　　医嘱:继续擦玻璃。

　　2016 年 5 月 27 日电话随访:本周擦玻璃 4 次,肩背颈椎症状完全消失,效果很好,其他症状持续减轻,下楼梯及平时活动偶尔还会出现轻微麻感。嘱此可能为恢复过程中的正常现象,再观察。

三、拇指屈肌损伤（王凡治疗）

董某,女,56 岁。初诊日期:2016 年 1 月 20 日。

主诉:左手大鱼际疼痛不适 3 月余。

现病史:3 个多月前因搬家劳累后出现左手大鱼际疼痛,左大指用力屈曲或拧东西时疼痛加重伴无力。现左大指静止时不痛,用力则痛,不能与其余 4 指并拢提拉衣物。

查:左大鱼际轻度萎缩,肌张力略低,可触及条索状物,压痛(+),左大指与食指合拢无力,不能夹持物品,前臂肘内侧及肘下掌侧压痛明显。

诊断:左拇指屈肌损伤。

治疗:

(1) 用 0.3mm×40mm 毫针从曲泽穴向手掌方向以 15°角斜刺进针 30mm;从郄门穴向桡侧旁开 1 寸定 1 点以 15°角向手掌方向斜刺 30mm;用 0.3mm×25mm 毫针从太渊穴向大指方向平刺 15mm,在大鱼际最高点向拇指尖方向斜刺 15mm。以上均行提插手法,出现得气感觉后留针 20 分钟。

(2) 以弹拨理筋手法从肘窝向腕关节按摩,在大鱼际处用一指禅按揉弹拨。

二诊:2016 年 1 月 22 日。左大鱼际疼痛明显减轻,左拇指屈曲较前有力。继续前法治疗。

三诊:2016 年 1 月 25 日。左大鱼际已不疼痛,左拇指与食指合拢有力,可夹持纸张。继续前法治疗。

四诊:2016 年 1 月 27 日。左手大鱼际肌张力基本恢复正常,饱满度明显改善,左拇指屈曲有力。

讨论:

(1) 拇指内收屈曲功能由以下肌肉共同完成,拇长屈肌、拇短屈肌、拇对掌肌和拇收肌。拇长屈肌位于前臂的外侧,肱桡肌和指浅屈肌的深面,紧贴桡骨的前面,为半羽肌,连接于拇指末节,其功能是使拇指朝掌侧弯曲——为强力抓握的重要部分。在拇指侧由四块肌肉形成一个隆起,称为大鱼际,包括4块肌肉,分浅、深两层,由桡侧至尺侧,浅层有拇展短肌和拇短屈肌,深层有拇对掌肌和拇收肌。这些肌肉使拇指作屈、收、展和对掌等动作。

(2) 为何患者搬家双手用力而只有左手大鱼际处疼痛并有轻度萎缩呢?追问患者有无习惯性动作,患者述其炒菜时习惯用左手执炒锅锅柄,出锅时不是上肢旋前向内侧将菜倒入盘中,而是旋后向外侧倒入盘中。由于其所用炒锅是铸铁的,比较重,其习惯动作使左手拇指经常处于外展位,在反复有力的牵拉下,具有拇指内收功能的拇长屈肌、拇短屈肌、拇对掌肌和拇收肌出现慢性损伤,由于损伤情况尚不严重,故没有出现临床症状,但已经有了病理基础。搬家劳作则加重了以上肌肉的损伤,因此出现了以上症状。

(3) 为何出现以上体征? 由于拇指内收屈曲时疼痛加重,故患者惧怕做以上动作,久之出现拇短屈肌、拇对掌肌和拇收肌的废用性萎缩。由于拇长屈肌在大鱼际部位是以肌腱的形态出现的,在覆盖于其上的诸肌萎缩后,就可触及到拇长屈肌肌腱,也就是触诊触及到的条索状物。而拇长屈肌的起点在桡骨中部以下的部位,面积较大,其上覆盖的旋前圆肌和相邻的指浅屈肌一方面受该肌反复牵拉的影响,同时患者经常做旋后动作,使旋前圆肌亦受到反复牵拉,造成慢性损伤,故在其与指浅屈肌的起点处肱骨内上髁及其肌腹出现压痛。

(4) 治疗则需针对损伤的肌肉展开。曲泽穴位于肱二头肌腱的尺侧,是旋前圆肌及指浅屈肌的上部肌腹部位,肱二头肌腱腱膜覆盖其上,向手掌方向斜刺,正好穿过该膜到达旋前圆肌,提插捻转即可松解该肌。郄门穴位于桡侧腕屈肌腱和掌长肌腱中间,距腕横纹上5寸,其深处下方是指浅屈肌,桡侧腕屈肌的外侧下方深处即是拇长屈肌,在郄门穴外开1寸处针刺可松解拇长屈肌。太渊穴与拇长屈肌肌腱相邻,针其可以松解该肌腱。针大鱼际可以松解拇短屈肌、拇对掌肌和拇收肌。

四、腘绳肌损伤(王凡治疗)

宋某,男,51 岁,韩国人。初诊日期:2016 年 1 月 17 日。

主诉:右腘窝疼痛半年。

现病史:半年前出现腘窝部疼痛不适感,多于饮酒食肉后发作,下蹲时腘窝处胀满疼痛,但尚不影响行走。在韩国国内就诊时诊断为“痛风性关节炎”,检验血尿酸超标。但用相关药物无效。现疼痛较前有所加重,上下楼右腿不适。

既往史:高尿酸血症,无趾跖关节及其他关节肿痛史。

查:右膝不能完全下蹲。右腘窝饱满,腘斜韧带压痛(++)。股二头肌、半腱肌、半膜肌及坐骨结节均有明显压痛。

诊断思路:

(1)虽有高尿酸病史,但由于没有典型的痛风性关节炎临床表现,故不能诊断为痛风性关节炎;

(2)症状发生在膝关节后方,下蹲不利显然不是股四头肌肌腱和髌韧带损伤所致;

(3)不仅腘窝有压痛,而且股二头肌、半腱肌、半膜肌及坐骨结节均有明显压痛,明显系腘绳肌损伤。

治疗:以 25mm×0.3mm 毫针在股二头肌腱和半腱肌肌腱各向下斜刺 15mm,以 40mm×0.3mm 毫针在二肌肌腹各选两点向下斜刺 30mm,以 60mm×0.3mm 毫针在坐骨结节直刺一针达骨面,行提插捻转手法,得气出现酸胀感后留针 20 分钟。起针后在坐骨结节以弹拨手法松解股二头肌和半腱肌、半膜肌起点,以按、揉、提、抓法松解股二头肌、半腱肌、半膜肌肌腹。治疗结束后,腘窝疼痛明显减轻,下蹲无碍。

2016 年 1 月 24 日二诊:下蹲自如,腘窝略饱满,轻微疼痛,原腘斜韧带、股二头肌、半腱肌、半膜肌及坐骨结节处压痛均明显减轻。继续以上治疗方法。

2016 年 1 月 31 日三诊:下蹲自如,腘窝胀感消失,除股二头肌止点腓骨小头处尚有压痛及结节外,余疼痛点均消失。在腓骨小头处行针刀治疗,疼痛消失。

讨论:

(1) 本患腘窝疼痛系腘绳肌损伤,并非"痛风性关节炎"。本例患者仅是血尿酸增高,并无痛风性关节炎的临床表现,故可排除这一诊断。

(2) 为何总是在饮酒食肉后疼痛出现或加重呢? 追问患者有无外伤史,患者开始说没有。但治疗后回忆起来每次都是在打高尔夫球后疼痛,而且打球后球友都要聚餐,饮酒食肉是常规节目。至此原因查明,右腘绳肌损伤是打高尔夫球引起的,只是打球后饮酒食肉,加上患者本身高尿酸血症,患者认为疼痛与饮食有关系并以此作为发病的诱因告知医生。而医生未加详细询问,也未作相关体格检查,就误认为是痛风性关节炎。看来详细的问诊和检查十分必要。

(3) 原因找到了,就可以解释为何只是右侧痛了。腘绳肌包括股二头肌和半腱肌、半膜肌,股二头肌的长头和半腱肌、半膜肌的共同起点在坐骨结节,股二头肌短头起自股骨粗线。股二头肌走行在股骨的后外侧,其长头和短头终止于腓骨小头。半腱肌和半膜肌走行在股骨的后内侧,前者止于胫骨内侧面,后者止于胫骨内侧髁。股二头肌的长头和半腱肌、半膜肌收缩动作使髋伸展和膝屈曲,股二头肌短头收缩动作是膝屈曲。打高尔夫球时初起双髋双膝均处于半屈曲位,当挥杆时右下肢有一个向右下方用力蹬踏的动作,同时躯干向左侧旋转并向左上方伸展,由于下蹬的力量与躯干旋转伸展的力线相反,猛烈击球的动作使本处于收缩状态的右侧腘绳肌受到强力牵拉,反复的强力牵拉使腘绳肌及其起止点均受到损伤,肌腱出现微小撕裂,渗出、水肿,临床表现则是疼痛及功能障碍。下蹲时受伤的肌肉受到牵拉,故腘窝部疼痛明显,不能完全下蹲,上下楼时亦牵拉腘绳肌,故有疼痛及不适感。

(4) 以针灸和推拿方法松解紧张的肌腹和肌肉的起始点,可促进血液循环,加速致痛物质的吸收,从而有效缓解疼痛,修复受损的肌肉。

五、双侧髋部及下臀部疼痛

(关玲主治,苗振、毕义明指导训练)

患者赵某,男,47 岁,天津人,2016 年 4 月 8 日住院。

主诉:双侧髋部及下臀部疼痛 1 年半。

患者于 2014 年 7 月因会阴痛,听信偏方治疗前列腺炎,坚持每天高温坐浴(约 50℃左右),体位为屈髋屈膝,持续 2 个月后,于 2014 年 9 月后开始出现双侧骨盆外侧及双侧大腿部位闷胀疼痛,自觉大腿外侧肌肉收缩、向下牵拉骨盆,坐骨结节部位坐下时刺痛。至 2015 年 4 月持续加重,后行针灸拔罐治疗长达 4 个月,无明显改善。2015 年 9 月至天津医院核磁检查股骨头、腰椎未见明显异常。后于 2015 年 10 月至 2016 年 3 月按臀部筋膜炎治疗,曾行小针刀治疗,均未见明显好转。同时臀部疼痛加剧,双侧髂嵴至大转子牵拉疼痛明显疼痛,被迫采取曲髋体位,直立行走感觉大转子部位牵拉疼痛,致不能正常直立行走。平时口服佐匹克隆、扶他林等药,疼痛剧烈时须注射地西泮。2016 年 3 月 25 日起至我院就诊,经疼痛科、神经内科及针灸科联合会诊后,门诊行针刺治疗,后双侧臀部及下臀部疼痛有所减轻。患者目前精神状态可,双侧臀部及下臀部疼痛,静息时疼痛,夜间加重,俯卧位时较舒适,俯卧位腹部垫枕有所缓解,行走困难,臀部髋部疼痛部位处时有自发出汗(21 点左右),体力正常,食欲正常,睡眠差,体重无明显变化,大便正常,尿不尽及夜尿多,夜尿 4 ~ 5 次。为进一步检查及治疗,2016 年 4 月 8 日,门诊“坐骨结节滑囊炎、腰背筋膜损伤”收入院。

既往史:高血压病史 30 年,血压最高 180/120mmHg,平时服用琥珀酸美托洛尔缓释片、硝苯地平控释片、缬沙坦,血压多控制在 125 ~ 135/80 ~ 90mmHg。2014 年 11 月因冠心病于天津胸科医院置入心脏支架 3 个,现服用氯吡格雷。前列腺炎 30 年,尿频,尿不尽,下腹部隐痛。余无特殊。

查体:体温:36.9℃,脉搏:78 次/分,呼吸:18 次/分,血压:135/84mmHg,腰臀部及双下肢肌肉无明显僵硬,肌肉较松弛,下腰部局部有散在压痛,臀部压痛,以臀部外侧(臀中肌、臀小肌)压痛明显,左重右轻。无感觉减退。行走费力,欠稳。卧位下双下肢主动外展疼痛,被动内收牵伸疼痛。直腿抬高试验阴性。

辅助检查:双髋 MRI(2010 年 3 月 24 日天津市天津医院):①右侧股骨头前下部囊性变;②双髋关节滑膜炎伴关节囊积液。双髋 MRI(2010 年 6 月 2 日天津市天津医院):右股骨头小囊性坏死。腰椎 MRI(2015-09-06 天津市天津医院):①腰 5/骶 1 椎间盘轻度后突出、变性;②腰 3/4-腰 5/骶 1 双侧椎小关节轻度滑膜炎。髋关节 MRI(2015-09-06 天津市天津医院):①双髋关节轻度滑膜炎、少量积液;②右股骨头颈交界区小囊变-考虑无明显临床意义。腰椎 MRI(2016-02-19 天津市天津医院):①腰 5/骶 1 椎间盘变性、后突出;②腰 4 椎体内局限性脂肪沉积;③胸 10-11 椎体内许莫氏结节。超声(2016-3-27 解放军总医院):①双侧臀中肌腱稍增厚,考虑肌腱病;②双侧臀大肌于股骨臀肌粗隆处稍增厚伴轻度不均质改变,请结合其他检查。髋关节 MRI(2016-03-14 天津市天津医院):双侧臀部脂肪及皮下浅筋膜、右侧腹外斜肌充血水肿,考虑炎性渗出性改变,建议结合病史,必要时复查。

初步诊断:①软组织损伤髋外展肌损伤;②腰痛腰背筋膜损伤;③坐骨结节滑囊炎;④高血压病;⑤冠心病心脏支架置入术后。

治疗方法:局部经皮电刺激、针灸、康复训练。

（1）4 月 8 日,急则治其标,患者疼痛部位主要集中在髋外展肌,予浮针远端扫散,当时即见减轻;大腿内收肌压痛,予浮针扫散。少量髋外展牵伸。

（2）4 月 15 日下午苗振行核心肌力激活训练等治疗,即刻腰臀、髋部缓解较明显。但当晚臀部、髋部酸痛不适加重。

（3）继续选择最痛部位予浮针治疗,扫散后并留针。嘱康复训练师行核心肌力训练。

（4）关玲门诊行臀小肌压揉、圆利针针刺,并配合臀肌激活训练(毕义明指导)。患者自觉疼痛有所减轻。

（5）4 月 12 日予中药柴胡桂枝干姜汤合肾着汤。

经治后,臀部、髋部疼痛、不适逐渐缓慢减轻。尿频、夜尿多明显改善,会阴部、大腿内侧自发出汗减轻。

(6)患者康复训练、针刺并行,疼痛部位逐渐发生变化,大腿后侧不适、腰背部疼痛不适。5月3日起浮针扫散左侧大腿后侧压痛点及筋结处、竖脊肌、腹直肌、腹斜肌等。

(7)5月8日髋臀部疼痛减轻,坐位时接触椅子部位疼痛、腰背部疼痛有所减轻,各部位疼痛多于夜间加重。骨盆附近出汗明显减轻。双下肢肌肉较松弛,双侧竖脊肌压痛不明显,右侧为主。双侧坐骨结节附近压痛。继续予浮针治疗。并配合常规针刺治疗。

(8)患者到我院骨科专家处就诊,考虑慢性软组织无菌性炎症,嘱维持双氯芬酸钠双释放肠溶胶囊口服。患者仍须间断服用羟考酮片、安定等药。

(9)心理科会诊回报:焦虑状态躯体化?处置:具体用药略。

(10)颈肩腰背疼痛予刺胸腰部夹脊穴,并通电。5月18日觉腰部肌肉向下牵伸紧缩不适,躯干背部侧部及四肢多发皮下灼热感。胸腰椎夹脊穴针刺,行滞动针手法。中药予柴胡桂枝汤加减,效不显。

(11)5月25日,髋臀部疼痛减轻,觉双后侧髂嵴上下及腰部疼痛。予局部针刺,行滞动针治疗。6月3日髋臀部疼痛,酸痛为主,双后侧髂嵴上下及腰部疼痛程度减轻,步行距离较前变长,可步行1000米。坐位时接触椅子仍疼痛。

(12)6月3日~6月8日回家,无针刺无康复训练,有所退步。

(13)6月12日起间断经关玲及外院专家门诊治疗,腰夹脊等针刺,及滞动针治疗,觉腰部、臀髋部不适减轻。6月15日刘宝库医师治疗,针刺腹股沟区、耻骨联合上、双侧臀肌,不适改善。6月19日刘宝库医师再行治疗一次。

(14)6月20日目前精神状态明显改善,睡眠可,腰骶、臀部、髋部、大腿后侧、内侧疼痛减轻,可步行1000米以上。坐位时接触椅子仍疼痛,疼痛改善不明显。效不更方,病情逐渐进一步恢复。

(15)6月30日,可步行2000米。自述疼痛减轻约60%,运动恢复70%~80%。背部、腰部牵扯疼痛感,胸椎棘突旁疼痛,局部可触及条索结节,毕义明指导行胸段自我牵伸及训练。根据姿势嘱松解胸小肌及腹横肌。

体会:考虑患者早期可能是会阴痛,误做前列腺炎自行坐浴治疗。在高温加肌肉姿势改变,导致腰骶、臀、髋部、大腿疼痛,可以明确是软组织疼痛。初期疼痛剧烈,疼痛拒按,强迫体位,需要腹部垫大枕头俯卧位。入院初期,臀中肌、臀小肌明显压痛,左重右轻,当时给予浮针扫散,疼痛即可见减轻。进一步印证了疼痛主要与软组织有关,存在着彻底治愈的可能。

早期疼痛较明显,以针刺减痛为主。

患者疼痛部位多发,呈游走性疼痛,针刺治疗有效。所以确定了康复训练的基础上,根据疼痛症状、部位的变化对症治疗。勿过度治疗。

康复训练基本是牵伸短缩的腹直肌、腹斜肌、腘绳肌、大腿内收肌。强化核心、臀大肌等。具体由康复师负责。

软组织疼痛,根据部位深浅、性质,采用了浮针、滞动针、普通针、针刀等针刺。不同针具、不同医师效率上有所差别。

配合了心理科抗焦虑药物治疗,加强了疗效。

患者患有前列腺炎,尿不尽及夜尿多,夜尿 4～5 次,下腹部隐痛不适,会阴区大腿内侧自发出冷汗。给予中药柴胡桂枝干姜汤合肾着汤,总体来讲还是比较有效的,上述症状明显改善。

六、椎间盘突出术后疼痛(刘宝库治疗)

美国女性,年龄:63 岁,初诊日期:2016 年 6 月 1 日。

主诉:术后左腰痛及臀痛,右腿前时常麻痛 3 月余。

现病史:患者 63 岁,一个美国白人女性,放射科医生。2015 年 7 月,右 L3、4 椎间盘破裂,骨科手术摘除。但术后右小腿前面时常有麻木、疼痛感,每当游泳踢水时容易复发。左腰及臀疼痛向大腿后外侧隐隐约约放射,做 MRI 检查发现左 L5 ~ S1 椎间孔狭窄。10 天前做了椎管封闭治疗,疼痛只减轻 40% 左右。平常痛时轻时重,坐位时疼痛加重,坐车尤其明显加重,卧位也不能完全缓解。医生建议做理疗,但做了四次后上述症状加重。每天靠服用 Aleve、Advil 止痛。找过多名骨伤科专家诊治,疗效不佳,经友人介绍前来寻求针灸治疗,走路正常,无软及无力现象。多年睡眠浅,有时起夜,经常便秘。一年四季肢冷,喜热天,体能佳,舌脉正常。

既往史:慢性腰痛多年,痔疮 34 年。

术后核磁共振检查:

2015 年 8 月 12 日

与 7 月 26 日相比较,在 L3、4 水平可以看到新手术后组织的变化,并未压迫神经根。

2016 年 3 月 31 日

MRI 发现 L3 ~ 4 术后经侧隐窝内神经根被瘢痕缠绕。

查体:L3 ~ 5 棘突间有一条 4cm 长手术瘢痕,其左右两侧皮下 2cm×4cm 瘢痕组织,瘢痕区域腰椎生理弯曲变直,轻度左侧凸;中腰段肌紧张,两侧骶棘肌僵硬、推按之无弹性,不易滑移;左 L3 横突钝性条索状瘢痕组织,弹拨之与腰 3 横突间有弹响;梨状肌触诊有痉挛疼痛(++);左、右臀中肌各有 4.5cm

条索状瘢痕组织、压痛,推之有滚动感。左臀上皮神经出口有卡压。左阔筋膜张肌筋膜紧张增厚,髂胫束紧张、压痛,表面不光滑,起止点压痛,风市穴附近更为明显;左天枢下腰大肌区域筋膜紧张、压痛明显;左委中穴的腘绳肌条状瘢痕组织、压痛;左髌骨研磨试验(+),屈伸有弹响及摩擦音;右腹股沟压痛,有囊性瘢痕组织,触及后敏感;髂胫束有压痛呈片状瘢痕组织。左臀肌肉有萎缩、松懈。拇趾背伸、跖屈(-)

诊断:腰椎间盘突出术后痛。

治则:

(1) 松经筋,散筋结,消筋灶,通经络,调气血。通则不痛。

(2) 松筋膜瘢痕组织。松则不痛。

取穴:胃俞、大肠俞、T12～S1 夹脊穴阳性瘢痕组织;左 L3 横突瘢痕组织;臀中肌,阔筋膜张肌扳机点,环跳,秩边,左臀上皮神经出口处。左天枢结节状瘢痕组织。左委中穴等瘢痕组织结聚点。

手法:筋膜瘢痕组织针刺松解术(简称"松解术")见扎跳部分的应用。所有穴位扎跳后通电,留针 20 分钟。

长针 T12～S1 夹脊穴对刺扎跳;斜刺扎跳,右 L3、4;左 L5、S1 神经根扎跳;臀中肌、梨状肌、阔筋膜张肌扎跳;左天枢扎跳不留针;左 L3 横突扎跳。

复诊:2016 年 6 月 3 日。腰痛及僵硬感至少减轻 40%;左臀部疼痛酸紧亦减轻;臀中肌、梨状肌及阔筋膜张肌瘢痕组织面积明显减少;左下肢偶有刺痛感。瘢痕组织处生理弯曲开始出现。

复诊:2016 年 6 月 6 日。腰背痛已有 60% 缓解,生理弯曲明显恢复。右腿刺痛感明显减少;左 L3 横突条索状物体积变小 2/3,臀中肌条索状瘢痕组织明显柔软,阔筋膜紧张度、敏感度降低,其表面开始平整柔韧,刀口附近的瘢痕组织面积明显缩小。臀上皮神经出口处瘢痕组织亦柔软,触之痛感不明显。

复诊:2016 年 6 月 29 日。腰背痛、左臀痛已消失,只有轻度压痛、肌肉弹性恢复,左臀肌肉已经隆起、丰满。阔筋膜张肌(++);大转子周围略紧张。起针后,诸痛几乎全消。

复诊:2016 年 7 月 12 日。腰部瘢痕组织处已经松软用手推之滑动自如,有弹性,生理弯曲已恢复正常,右下肢麻痛感消失。左侧臀中肌和阔筋膜张肌条索状瘢痕组织消失,腰3横突处条索状瘢痕组织消失,触之松软柔韧。

复诊:2016年8月1日。腰臀腿部疼痛已经全部消失,功能活动恢复正常,无任何不适。查体:初诊时诸瘢痕组织阳性体征消失。只有打高尔夫球过多的时候会有一点点不适,休息后完全缓解。

复诊:2016年8月9日。今日回诊,无任何不适,只想巩固治疗。

体会:T12~S1夹脊穴对刺扎跳,松解骶棘肌肌筋膜内缘、多裂肌、回旋肌肌筋膜等。胃俞、大肠俞对刺扎跳,松解痉挛骶棘肌、背阔肌等肌束外膜、肌内膜。降低"腰椎弓弦"两头的张力。L2~L4夹脊穴斜刺扎跳至椎弓根,以松解术后造成的瘢痕组织。从"天部"至"人部"至"地部"逐层松解,左L5~S1、右L3~4棘突旁,逐层扎跳,以至触及神经根为度,使针感窜至整个左下肢。不但松解神经根瘢痕组织粘连时,调整了坐骨神经的功能。臀中肌条索状瘢痕组织用"抽丝剥茧"之法,由外向内扎跳,松解硬化、纤维化的筋膜瘢痕组织,使之柔软柔韧。松解皮神经纤维管给臀上皮神经减压力、减张力。梨状肌硬化的肌腹肌外膜扎跳,如不松软再在止点上扎跳,以求完全松解、松软为度。再在左风市穴附近找到条索状瘢痕组织,在其中心点扎跳。左侧天枢穴刺激治疗腰大肌筋膜痉挛。左委中穴条索状瘢痕组织扎跳时以麻至足跟为度,松解了腘绳肌张力同时也调整了胫神经。

个人经验认为:"腰椎间盘突出"(简称"腰突")此类型"腰突"取穴特点是筋膜瘢痕组织形成初期发炎期瘀阻期,其表现为敏感压痛;中后期表现压之痛而舒服,故"以痛为腧";后期则真正的瘢痕组织形成,压痛不明显,压之有酸痛感或舒适感。有些瘢痕组织虽然不痛,但是影响筋膜网、筋膜链整体功能,就像破了的渔网缝上了一个补丁后影响了网的舒张。但只要医生触诊时,手下感觉到筋膜挡手、不平坦、不柔韧、无弹性时,皆需要针刺手法扎跳治疗,或松解、或减压减张力,使病变的筋膜组织硬的变软,短的变长,紧的变松,厚的变薄。从而使变性的筋膜由病理结构还原成生理结构,使肌间膜、肌束膜、肌内膜、膜与膜、肉与肉之间、肌筋膜纤维之间等层次清楚,空间宽敞,关系融洽,滑液分泌充足,相互滑动自如、自由。使各个组织各归其位,各司其职,既可单独健康运动,又可以与其他组织有效配合,进行联合运动。使椎间盘突出减少、关节间压力减轻,功能按时恢复,退化速度减缓。即所谓的"筋柔骨更健,筋柔才骨正,骨正筋更柔,气血乃自流!"即达到了经络通畅,气血无阻,通则不痛、松则不痛的目的。

从骨伤科角度讲,针刺要有结构、有层次、有目的、有靶点、有技巧地去刺激病变筋膜组织,调整肌筋膜纤维的张力与长度,改善压力与张力,解放了被压迫的神经与血管等。主观上,病人感觉无痛,功能正常;客观上医生查体时找不到病灶,查不到瘢痕组织的阳性体征,触诊时感觉经筋、筋膜形态皆恢复正常,临床方可告愈。针刺治疗不仅是镇痛、止痛,而是通过针刺改变结构,去除病因,达到治痛的目的。

七、三叉神经痛(周才生治疗)

患者,女,36岁,工人,汉族。患者于 2016 年 6 月 29 日来我院就诊。

主诉:右面部疼痛四年余。

现病史:患者右面部疼痛,由右耳牵涉到下颌部,疼痛时止时续。近一年来症状明显加重。患者四年前发病到苏州大学附属医院就诊,体格检查阴性,头颅 CT 无明显病理改变,当时诊断为:三叉神经痛,给予消炎镇痛药和神经营养药物,稍有缓解,一年后觉疼痛加重,痛时服用卡马西平,时好时坏。

既往史:无其他疾病

体格检查:心肺听诊(-),P:78 次/分,BP:120/76mmHg,右脸部各肌群较左脸肌肉群僵硬,局部稍有压痛,无其他病理反射引出。

治疗:安尔碘右侧面部消毒,用 2% 利多卡因 2ml,氯化钠注射液 5ml 混合,在右下颌关节下方 3cm 处(地仓穴),用 6 号长针扇形注射,然后用经络剑针(专利号 ZL201320088367.4)呈扇形剥离(图 4-6),先剥离皮层,然后剥离肌肉层,最后再剥离颧骨及下颌骨,术毕。用 6cm 吸罐,从进针处吸附拔血,三分钟后取罐,从中拔出血约 15ml,用棉球按压注射口 5 分钟,然后创可贴贴于注射处,嘱一周后复诊。

患者于 2016 年 7 月 5 日来复诊,自述疼痛约 90% 好转,然后给予患者电针+烤灯理疗,嘱其不痛不来就诊,还有症状,再来复诊。患者一直没来复诊,三个月后回访,患者回电说症状消除,再无疼痛。

体会:我的治疗遵循了"不通则痛"的基本原理,经过多年的临床摸索,得出的结论:"痛在皮里,病在肌里,根在骨里"的客观现象。用利多卡因作扇形麻醉用药有两大好处:①起到麻醉作用,做经络剑针时起到止痛作用;②利多卡因本身有止痛作用,可松弛各肌群,减轻肌张力。经络剑针能走经穿络,并

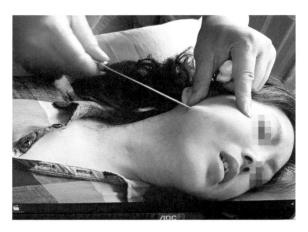

图 4-6　经络剑针

剥离皮层,肌层,骨膜层,主要是摧毁、疏通老的组织结构,重建新陈代谢,重建新的组织结构,拔罐也能起到通经活络,行气活血,消肿止痛、祛风散寒的作用。

八、高血压(崔秀芳治疗)

柏某,女,65 岁,就诊时间 2006 年 11 月。

主诉:突发性血压升高 3 个月,失眠、头痛、头晕、便秘及怕冷 30 年。

病史:患者因早年辛劳,患上严重的失眠,头痛、头晕、便秘、怕冷怕风,多年来在炎热的夏日都需要穿长裤长衫,双下肢冰冷透风。经多方治疗,均不见明显疗效,病情时好时坏,近年因老伴去世,上述症状加重,经常彻夜不眠,头重脚轻行走不稳。就诊前 3 个月,血压突然升至 180/70mmHg,伴双下肢无力,双上肢酸痛、麻木、发凉,服降压和利尿药物不但无效还出现了低血钾和心动过缓。

查体:心率 48 次,偶有早搏,脉沉而弱,颈前屈仅 5°,后伸亦困难,侧屈和旋转功能均有不同程度受限,项韧带僵硬如绳索,枕下饱满不能触及凹陷,每当触及此处患者眼冒"金星"、恶心,$C_7 \sim T_1$ 处头夹肌增厚呈隆起形成"扁担疙瘩",颈椎棘突旁、C_1 横突、肩、背部有多个压痛点。三角肌及右手大鱼际明显萎缩,双霍夫曼氏征、罗索夫氏征呈强阳性,巴氏征可疑阳性,髌阵挛、踝阵挛未引出,双膝反射、双踝反射均减弱。双上肢感觉无异常、双小腿前侧感觉减弱,双屈拇及伸拇肌力均减弱。

影像学检查,X 片(图 4-7):

颈椎张口位片示:双侧环齿间隙不等宽,侧位可见生理曲度完全消失并反弓,枕环后间隙变窄,枕下软组织影呈高密度表现。

诊断:①颈椎病(脊髓—椎动脉—交感神经型);②颈椎管狭窄症;③血压异常原因待查(高血压、脉压差大);④腰椎管狭窄症。

病机:寰枢关节紊乱—颈椎失稳—枕下、枕后肌变性挛缩,颈椎病伴颈腰椎管狭窄。

治疗:首次针刀治疗,以松解项韧带(斜刺法)、椎枕肌、头夹肌、环枕后

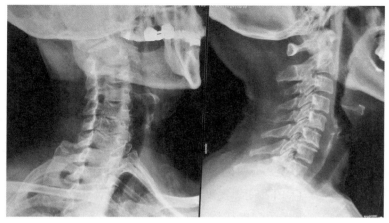

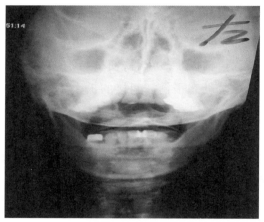

图 4-7　治疗前 X 片

膜、C_1 横突、斜方肌颈段和项背肌筋膜为主。治毕当日头晕和头重脚轻征象减轻。隔 10 日后行第二次治疗：松解 $C_{3\sim5}$ 关节囊，$T_{1\sim6}$ 椎旁软组织。本次治疗后血压有所下降但有波动，在 160～140/89～76mmHg 波动。后每隔 15～30 天治疗一次，后几次治疗着重于胸、腰和骶髂关节及骶后孔的治疗，兼顾颈部。经 5 次治疗后，血压稳定在 140/80mmHg，心率 80 次/分左右。病理反射消失，睡眠明显改善，便秘改善。该患者在全程治疗时配合中药和营养调理。半年之后柏女士无论精神面貌还是全身症状均趋于正常，本是满头白发，后从发根长出了黑发，但仍留有双下肢酸胀和发凉症状。于 2007 年 11 月给她用三维正脊仪治疗后，不但双下肢变暖，而且治愈了多年的便秘。

161

【体会】

该患者是全身多发性软组织损害性动态平衡失调性疾病,且伴有颈、腰椎管狭窄症,颈髓受挤压,这样复杂的疾病出现在同一患者身上,如果靠西医化学药物治疗,恐难见效,如长期服药,损害肝脏、肾脏在所难免。如若以颈椎、腰椎管狭窄症行手术治疗,很难想象会是什么后果,况且患者年龄较大,心脏和血压问题也不允许手术治疗,那么,这样的患者只能长期忍受病痛的折磨,不但影响生活质量,还会影响寿命,给家庭造成负担。可是,用针刀治疗,不但疗效好、见效快,更重要的是,激发起人体强大的修复功能发挥正常作用,患者不但病好了,白发变黑发就间接的说明了机体组织又恢复了活力。

另外,经治疗该患者的病理征均消失了,说明脊髓受压解除了,狭窄的椎管为什么可以扩大,针刀可以扩椎管吗? 回答是:针刀不能直接使椎管扩大,但是,针刀可以间接的影响椎管,临床实践告诉我们,针刀松解椎周软组织有减压作用,切开关节囊再辅以手法正骨,使椎与椎、关节与关节、椎与软组织之间的关系正常化,恢复动态平衡。间接的扩大了椎管,而且受压的脊髓或硬膜囊,往往是因为失去了原有的代偿空间,空间狭小到了极限时才出症状,在治疗中不一定追求给它恢复足够的空间(西医手术的思路就是将椎管扩大到正常或超常,却忽略了手术的破坏作用),我们追求的是给椎管 $1mm^2$ 的扩大,只要有了这样的空间,受压的脊髓神经和血管解除了压迫,就有能力自我调节,自我完善,靠自身的力量得以恢复平衡,只要是平衡状态,就没有病症表现,这就是临床治愈。这样的方法的优势是显而易见的。

任何疾病的发生、发展、好转或痊愈,主要取决于机体自身的能力,外部的因素仅仅是辅助,那么,医生所起的作用就是为机体恢复自愈和抗病能力创造有利的条件。医生不是"救世主",得病愈病的主动权在机体。所以,不适当的治疗,尤其是过分治疗都是不可取的,医生治病把握好治疗度是极其重要的。另外,营养的供给也非常重要,结构决定功能,功能的体现靠蛋白质,蛋白质是结构的基本原料。机体内蛋白质分为两大类:一类是构件蛋白质,它构成细胞、组织的结构和形态;另一类是功能蛋白如:激素、酶、免疫蛋白、运载蛋白等等均是起特定功能的蛋白质,可以说"如果没有蛋白质的正常工作,人体将是一具僵尸。"所以,治病仅靠某些方法和药物是不够的,一定要配合营养的调理。

第五篇
"结构整合医学微信公众号"
文章选编

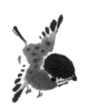

此公众号为"中国整合医学自习室群"和"结构针灸读书交流群"两个微信群的专家讨论连载。意为从结构研究看针灸,医理更加清晰明确,方法更加易于掌握。

一、结构之下 so easy:坐骨结节痛

关玲:某女,40 岁,坐骨结节痛 10 年,不能正坐。关节囊注射 2 次。理疗处理多次,仍痛。股二头肌一针。疼痛消失。当场正坐半小时无痛。结构针灸 so easy。

【讨论】

关秉俊:怎么发现这一点的?

关玲:算出来的,股二头肌拉着坐骨结节痛,松开就好啦。

关秉俊:所以把这个算出来的描述出来,可以避开碰巧的嫌疑呐。

关玲:治疗多个了,都好了。和足跟痛松足底筋膜一样道理啊。

关秉俊:我倒是会理解到哪拉着哪痛,但是会从骨盆下手。因为好好的二头肌,无端地和坐骨结节较啥劲? 无非是,坐骨位移了,硬逼着二头肌的方向偏了,距离远了,别扭了,积累起来就较上劲了,把骨头整回去。

关玲:有道理,这就要分析股二头肌的劳损因素了。

关秉俊:这就是原因,被过度牵拉了,作用力和反作用力影响,硬的不疼软的疼。

陈晓斌:骨盆应该是很稳定的吧。

关秉俊:骨盆是有关节的。

陈晓斌:是的,但骨盆关节都是以纤维软骨融合的,活动度很小。以您的病历为例,股二头肌这么长,您选择刺哪? 多深? 需要全层穿透吗?

关玲:卢鼎厚教授的名言,针刺一要找准,二要扎着。摸哪里应力大(最紧的)扎哪里。

陈晓斌:您选择深刺吗? 我常觉得张力大的地方痉挛明显,如果只刺到一部分肌纤维怕力度不够,而大腿肌厚,我都用长针!

关玲:是长针斜刺。卢鼎厚教授的命名是"阿是穴斜刺法"。

陈晓斌:为什么斜刺。

关玲:斜面大。

陈晓斌:哦! 为了在肌纤维中运行更远!

二、结构之下 so easy：前足掌痛

胡寿晃：今天一患者左前脚掌中间痛，行走较甚，时有针扎感，有腰痛史，之前看过两个诊所，脚和小腿均被针扎和推拿过，无效。经测试和触诊髂腰肌（+++），作该肌推按手法，嘱患者屈膝屈髋运动髂腰肌，医者作一抗阻力量对抗，反复数次，约 2 分钟，嘱患者下床行走，自言症状消失！

【体会】

1. 关键一点是患者说之前两个诊所都在局部和小腿治疗过无效，我就先避开不凑那个热闹了。

2. 那我为什么不在膀胱经（后表线）去找呢，因为前面的医生已在膀胱经操作过了。

3. 想到患者有腰痛史，我就去找髂腰肌的麻烦试试了，测试和触诊阳性，髂腰肌属前深线向脚掌延伸！

4. 前深线那么多条肌肉为什么不在其他肌肉而在髂腰肌寻根追源？患者主诉曾有腰痛史，腰方肌不会传导那么远引起足底痛，髂腰肌在筋膜链中是快车道，跨关节直接连结其下轨道线上肌肉，结合前面主诉、病史先考虑髂腰肌，诊断性治疗更加证实了思路是对的！

三、结构之下 so easy：呃逆

关玲：患者间断呃逆已 3 天，前面医生已经用过攒竹、膈俞、足三里等穴，有效但未停止。已排除了心肺肝胆等器官病变。嘱其做侧胸部的抗阻呼吸，6 次，呃逆停止，随访 1 天无复发。

【讨论】

张晓君：听说过京门七秒治呃逆，刺激京门穴，可能通过腹内斜肌，间接牵拉了膈肌。

关玲：治疗呃逆，懂得结构，可以设计个动作。用力把气吸到侧胸部，撑开侧胸部，再吐气，也就是牵伸了膈肌。同时用手放在侧胸部，引导一下，感觉吸气到了手下，就对了。这样就把横膈最大限度横向撑开了，这是我锻炼的时候想到的，结构之下无秘密。本病是膈肌痉挛，牵伸膈肌会有效。也可

以用弹力带做引导。只要膈肌牵伸的动作都可以。用李建民老师的"掏膈肌"手法也行。

蔡贤兵：十年前在一本《武林》杂志上看到,治疗呃逆用呼吸法,三吸轻屏快速呼出,连续十次,屡试不爽。

刘天君：剪下患者自己的一个指甲,插到香烟里,点燃,让患者吸一口,呃逆立止。烧指甲的焦糊味儿起作用。百试不爽。此法最早登在二十世纪五十年代中医杂志上,据说只能用患者自己的指甲,他人的无效,脚趾甲也无效。如果不会吸烟,剪几枚指甲点燃,吸一口焦糊味儿就行。我有一次呃逆不止,用此法,刚吸进焦糊味儿,正打着一半的呃逆当即下行,立止。

吴维毅：拿个长管子含在嘴里,增长呼吸道,也可以治疗。看呃逆的时间,含一口水在嘴里,快打嗝的时候赶紧叫病人,喝下去。只要对好时间点,也很快治疗好。

见国繁：胸椎有问题引起的呃逆,是否要考虑深筋膜问题? 颈椎引起的呃逆考虑植物神经问题? 当然还有脏器性原因,还有膈肌本身问题,要从四个角度出发。

江广慧：让患者仰卧,双手上举,用枕把腰垫高,使身体后伸,把易罐吸在腹直肌,腹外斜肌上,然后让患者拉伸肋弓,嘱患者做深呼吸,患者吸气时对抗把肋弓向下拉,呼气时把肋弓上推(参见图5-1)。

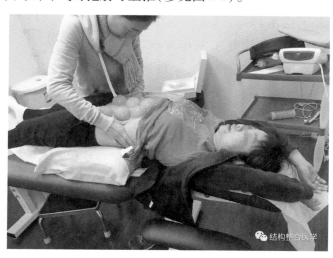

图5-1　易罐操作治疗呃逆

四、结构之下 so easy：儿童腹痛

宋晓蕾：患者，男，9 岁。顽固性腹痛半年余。晨起必先腹中绞痛 1 小时左右，痛甚则在床上屈膝翻滚哀嚎，1 小时后始逐渐减轻。日间在学校期间亦会发作一阵，常是自己伏案强忍。在郑州市儿童医院、郑大一附院多次做过各种检查，均无任何异常，医生亦告束手，其母常以泪洗面。

2016 年 11 月 23 日上午 8：30（当时正痛），经人介绍来诊，弓腰按腹由其母搀扶。查体：触诊其腹部未见异常，腹软，腹直肌无痉挛。因痛正急，先令其平卧，针公孙、然谷二穴，烤灯照射腹部。然后一边行针，一边与其母子聊天。母亲详述病情及治疗经过。

原来半年前正值炎夏，张童吃一块冰淇淋后发作腹痛，此后日日不辍，遂成痼疾。也找方脉医瞧过，小建中汤也吃过，竟不能解。

我心里突然一动，问张童平时喜欢什么体育活动，他答：轮滑，刻苦练习 4 年了。我当时就暗舒一口气，原因找到了！

当即起针，撤烤灯，检查大腿内收肌，果然紧梆梆，就使其屈膝，用手法放松了双侧内收肌，并做了拉伸，约十分钟，腹痛停止。告知其下午放学再来一次。

但病人下午没来，第二天上午来了，满脸喜悦，说昨日在学校并未发作腹痛，这是半年来首次出现这样的情况，今晨虽有发作，但已痛减五成多。再次手法放松了内收肌，并嘱其近期不要再玩轮滑了，前后共治疗了 4 次，半年腹痛痼疾消失得无影无踪。

【体会】

轮滑时，大腿内收肌是一直处于收缩状态的（图 5-2），时间久了，内收肌会因长期收缩而痉挛、短缩。其筋膜连接髂腰肌（见

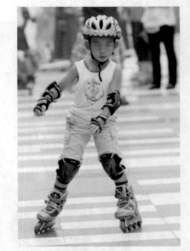

图 5-2　轮滑姿势

Thomas Mayers 原著,关玲、周维金、瓮长水主译《解剖列车》,军事医学出版社,2015 年),因而引起腹痛。这类腹痛的典型特点是屈髋时稍稍缓解,故而出现"弓腰按腹""屈膝翻滚哀嚎"等症,类似古人描述的厥阴腰痛之"腰痛引腹""好卧屈膝"。因而治疗内收肌取效。

【讨论】

宋淳:与吃冰淇淋什么关系?

宋国政:吃冰淇淋,寒性食品刺激腹内筋膜引起继发性痉挛,加之轮滑训练,造成髂腰内收肌群痉挛,两因凑到一起了!

黄声:如果背部胸 12 及腰 1 处压痛明显,一般松解背部处压痛区域同样能即刻解除腹痛。任病取督,督病取任之意。腹病取三阴,内侧腿膝取之。

冷三华:这个病例是股内收肌与胃肠有远端功能联系的例子。进食冰冷食物后胃肠神经敏化而导致胃肠痉挛而疼痛。胃肠神经与股内收肌神经有关联。因而可以通过治疗股内收肌而治疗胃肠神经敏化。这与用合谷治疗牙痛是一个道理。这个病例取腰 1～3 脊椎节段敏化的脊腧穴也应该有效。

关秉俊:放松髋关节周围的任何的肌肉,都可以通过松解调正骶髂关节来达到目的。髂骨是髋关节窝的底盘,它若是歪了,髋臼的开口朝向以及跨越髋关节的肌肉都歪了,只是呈现不同程度的张力变化而已。大的肌肉会张力变化会明显,由此加大了髋关节表面上的压强,形成了骨性关节炎的物质条件基础。

五、结构之下 so easy:急性腰扭伤

江广慧:患者,女性,52 岁,今早屈腰提约 7.5kg 重物并带回有转动作时受伤。腰痛不能伸直行走,下午 6 时屈着腰走进来求诊。

在腹外斜肌 2 个结节肌痉挛点,各放松 2 分钟,患者立即直腰行走。

要懂结构。我是用手抓的,故意不用针(参见图 5-3a～d)。

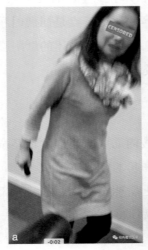
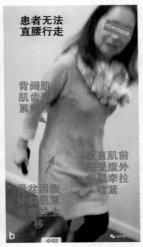

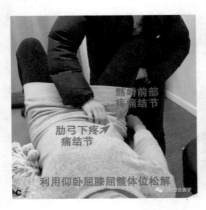
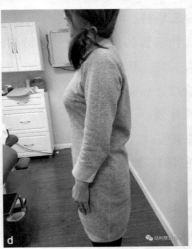

图 5-3　腰痛治疗过程

【讨论】

于洋：只能说是针对腹外斜肌损伤的急性腰扭伤，这个方法不错。用手顺着肋骨捋捋也不错。还有很多其他办法。这种患者大多已经有慢性的问题了，否则这个简单的动作不会造成损伤，所以这种治疗后，患者一般还会反复发作的。

张淑平：结构决定功能，功能影响肌力！知循经取穴之法，摸腹肌知关节应答！腹外斜肌与睡眠有关，调整后，失眠、腰酸背痛有改善。

江广慧:弯腹再旋转受伤,是诊断腹外斜肌受伤的重点;腰无明显压痛,肋弓与髂嵴前两个明显痛点是诊断腹外斜肌的另一个重点。她的确有慢性腰损伤。但那些是板硬钙化点,喜按,happy pain。

李晋垚:髂腰肌也容易这么受损。驾驶人别着身子从后座取物也常见受伤。

于洋:慢性损伤后,筋变短了,所以在一个我们看似正常的范围内活动的时候就会再损伤。如果不处理起止点的话,仍然还会发作,而且间隔会变短。因为再次拉伤,修复的过程又会形成进一步的变短。我印象最深的一个腰背痛的患者,处理了腹外斜肌后明显缓解,但反反复复,最后这个患者是个骨结核患者。他带的是一个月前香港拍的核磁,没有显示,住院后半个月再查就看到了。最后我得到一个结论,颈腰椎问题只要针刀三次效果不好的,可能就会有大问题。

六、结构之下 so easy:皮下粘连导致的腰腿痛

钟士元:早上在附一院讲课。下午回医院治疗一位腰突症,腰椎滑脱,骶部由于局封造成皮下组织坏死的美国专程回穗治疗的患者。

女,65 岁。腰痛伴左下肢牵扯痛 3 年。

五年前因腰痛行"局封"(药物不详)后,皮肤溃烂。经多方治疗后骶骨表面与皮肤粘连,难以推动。用理疗、针刺和推拿后症状缓解不明显,难以坚持站立半小时。经当地骨科医生检查后认为"无法治疗"。回到广州后辗转多家医院治疗。

查体:腰骶部皮肤与骶骨粘连,面积 11cm×4cm,周围多个硬结,压痛。屈颈试验阴性,直腿抬高 70°。X 片显示腰 4 滑脱(图像质量不佳,本书未采用)。双侧大腿外侧压痛明显(外侧链),双侧大腿侧卧位外展抗阻无力。

【分析】

这些症状的出现可能与腰骶部皮肤缺损,和骶骨粘连产生的肌筋膜紧张有关。

【治疗】

1. 毫火针刺骶部硬结。

2. 易罐做龙氏手法中的摇腿揉腰牵拉腰背部肌筋膜,调整腰椎后关节。

3. 易罐腹部和下肢的核心肌群锻练。

4. 易罐拉外侧链+抗阻。

5. 易罐加手法床的背腰腿肌力锻练,增强脊柱的稳定性,注意要善于鼓励!

大约半小时的治疗后,原来在美国认为无法治疗的腰背腿痛患者,前后判若两人。

参见图 5-4a ~ c。

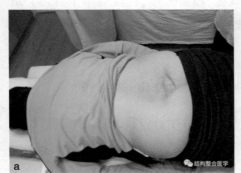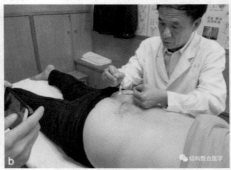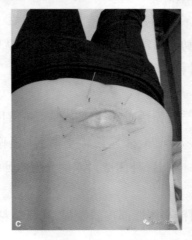

图 5-4　腰腿痛治疗

七、结构之下 so easy:髋关节活动受限

江广慧:一患者清洁家居后,左髋前疼痛,左脚无法穿袜子,患者记不起是什么动作引发的。

评估:患者无法屈膝屈髋,大腿外展小腿内旋。腰大肌评估阴性,患者说髋前疼痛可延伸至大腿内侧,缝匠肌评估阳性。

治疗:针刺阔筋膜肌与缝匠肌之间(图5-5)。

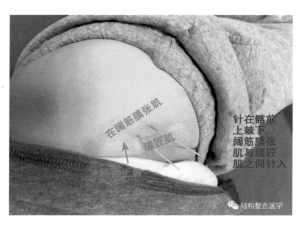

图5-5 针刺阔筋膜张肌与缝匠肌之间

效果:患者可以用手帮助下完成屈髋屈膝,大腿外展小腿内旋。

治疗:再针股内侧肌与缝匠肌间(图5-6)。

效果:患者可不在手帮助下自行完成屈髋屈膝,大腿外展小腿内旋动作。

有人问我为什么扎在两肌腱之间,这思路是从 rolfing myofascial release 技术来的,在两肌腱间找筋膜张力点,用手把它们分开,认为是改

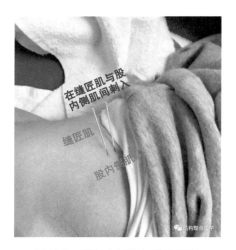

图5-6 针股内侧肌与缝匠肌间

善肌肉间滑动不利引起疼痛的最好办法。用这针法也是尝试,如果无效可用回常规的,但疗效也颇显著。

八、结构之下 so easy:头痛眩晕

患者自诉:本人来自云南省德宏梁河县,1997 年(当时 14 岁)开始头痛,医生检查诊断均为神经衰弱、血管性头痛等等。到现在(2016 年 12 月 22 日)为止,19 年了。所有检查均正常,服用中药和西药以及接受正骨、针灸治疗的次数已多至无力统计。都没有彻底的治愈过。前几年已经放弃治疗了。

2016 年 12 月 22 日下午缘遇李建民教授,经过对我的枕骨大孔周围的软组织进行松解,前后 10 分钟左右。这个头痛病立竿见影:眼睛明亮,脑壳清晰,无眩晕感。茅塞顿开啊!治疗前(12 月 21 日)的晚上几乎没有睡着过,起床后全身无力,经过李建民教授治疗后,12 月 22 日晚上只醒了一次,睡眠质量很好。

李建民:用宣蛰人先生软组织外科学理论诊断该学员的病因为:项伸肌群附着点软组织损伤。小小项平面,施行手法不到十分钟,十几年症状不翼而飞。再次证实诊断高于一切!

道路更新了,地图没有更新。应该怎么走?

知识更新了,书本没有更新。应该怎么做?

分明是颈、腰部肌痛症,却冠名颈椎病、腰椎病。医生应该治什么?

分明是枕骨下肌和项部伸肌群痉挛,应激引起的神经、血管紊乱综合征,却诊断为神经衰弱、血管性头痛等,患者半辈子摘不掉头痛的帽子!

与时俱进尤其重要!

九、结构之下 so easy:痛风疼痛

王迎:同大家分享一个昨天治疗的病例,患者女,左侧足大趾痛风来诊。检查:第一蹠趾关节外侧,第一跖趾关节外侧及下侧压痛。色红。治疗:先取右侧董氏奇穴:五虎二、五虎三及小节穴(图 5-7),第一蹠趾关节疼痛减轻。又在左侧踝关节上方小腿摸得一处筋结,然后针尖朝下,解结(图 5-8)。疼痛立刻减轻 80% 以上,而且可以自主活动趾关节。留针 45 分钟。治疗结束后,行走感觉无痛,非常高兴。

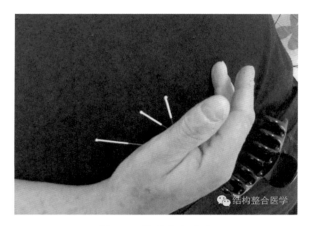

图 5-7 董氏奇穴治疗

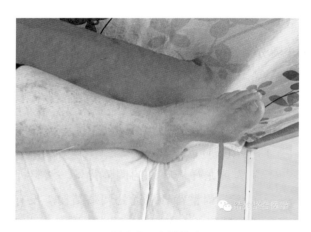

图 5-8 毫针治疗

【讨论】

毛振中:此患者,左踝上方筋结与胫腓骨远端旋转错位有关,结构调整的思路仍可以解决这类疾病。这个治疗解决疼痛。尿酸可能还是在阳性区。前几天治疗一个人,也是痛风,典型的症状,膝盖疼,按鹅足处理,调了踝第二天疼痛消失。但没有疼,不意味着痛风的问题解决了,只是不疼和活动不受限。

刘路遥:跟关节间隙有关系,个人感觉如果关节本身有问题,更容易出现问题。

175

宋淳：血尿酸应当是全身高，而痛发于左足的原因必是那里有积聚的条件，比如张力变化。去除了条件，痛消失了，但尿酸仍高。

毛振中：同样的诱因，出现在特定的区域有症状说明什么？治疗方法是就引起疼痛的结构诱因调整，其他类的疼痛只要出现同样的结构改变应该也有效果。

宋淳：理解你意思，有道理。

于洋：大便偏多的人痛风少。

王迎：我治疗一般来说都是先远端调气，解除部分疼痛。然后附近摸筋结，解结。这或就是传统的调气与调筋膜结构相结合吧。

关玲：思路很好，程序分出了先后，大家试试反过来会怎么样？

王迎：刚刚又来了一个男病人。右侧足大趾红肿疼痛。按关主任的建议，先解结，后调气。一样奏效。

关玲：每个步骤分别好了几成？

毛振中：解结第一。调气就没用了吗？

王迎：以后我们可以一起做个统计。两个病人说明不了什么。

关玲：干针就算是解结，调气有没有用？应该有。

刘书立：啥叫调气？结构针灸也讲这个？

关玲：调气，我理解为黄龙祥老师说的调整背景。调整神经的整体兴奋性和肌筋膜整体张力状态。调整背景从远处调整结构。没有结构变化。谈不上功能。只是比局部机制复杂一下，但是也有规律。

毛振中：说的有道理。远端调整可能是调整整体运动链在远端的释放。体现了治疗上空间叠加的效果。

十、结构之下 so easy：痛经

廖威：患者，女，29 岁，已婚未育，素体健。九年前训练中涉水后出现经来腹痛。九年来喜食冷饮，夏日空调必开，每月经来腹痛，前两天痛不能参加训练，需卧床。周期 30 天左右，经期一周，色暗伴大量血块。今日上午来诊，经期第一天痛不欲生，来做三伏灸。查体：骨盆前倾，脾经三阴交穴上下压之酸痛。

处置:40mm 毫针在三阴交附近最痛点进针探穴,针尖停留在橡皮筋样感觉点上,按阎喜焕老师的办法,让患者摇摆髋部十次余,再用针探穴重新找点,再摇髋部,反复三次后痛减大半。取针后加雷火灸神阙 20 分钟后痛止。

体会:可能通过刺激胫骨后肌筋膜,沿力线传至盆底肌,疼痛缓解。

【讨论】

廖威:刚刚复习昨天的课程才想起来留针时做反复勾脚动作,上午操作时只记得在力线上拉拽,所以让患者反复摆髋,也止痛了。

富大力:针尖到位以后有没有产生跳?

廖威:没观察到跳。是否扎跳起效更快?

富大力:患者自己可有说是不是有筋肉跳感?

廖威:只顾着疼了,除了酸以外没有跳感。

马彦红:针灸时患者体位?

廖威:仰卧位。

富大力:一般坐位针到抵触,轻点让患者自述有跳感,然后站起来走,反复摆髋。

廖威:下次再试试!

关玲:手法才勾脚,用针时反复摆髋。

廖威:好的好的,真的神奇!

第六篇
医　　论

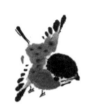

《黄帝内经》人体结构学思想

刘 斌

《黄帝内经》是中国最早的医学典籍之一。成书于战国时期。是中国古代医家对于人体生理、病理以及治疗的论文合集;同时,也是一部以论述外治疗法为主的经典著作。从治疗学的角度来看,《黄帝内经》主要围绕着针刺治疗进行阐述,而阐述的重点则在于针刺法。该书在针刺操作方面,对于时机、定位、排布、进针、入路、手法,以及禁忌等关键环节均有明确的要求和规范,被后世中医针灸治疗医家奉为圭臬。当今细读,其中体现的结构学思想无处不在。

一、针 具

作为针刺疗法的主要组成部分,针具和刺法的发展是相辅相成的,经历了一个相当长的历史时期,最终以《黄帝内经》的成书和九针的定制,标志着针刺等外治疗法的成熟完备。《灵枢》是目前最早最系统地记录古代针具的文献,共计九针,其中《九针十二原》《九针论》《官针》《刺节真邪》等篇集中详细地论述了九针的规格和刺法运用,而且都是根据不同的部位取穴定刺法。上古医家制镵针以取皮肤,员针以揩摩肉分之间,锟针按脉致气,锋针取经络出血泻热,铍针破泻痈脓,员利针、毫针、长针分取筋骨诸痹,大针泻机关之水以利关节。九针的形制是基于人体层次病变的不同而设计的,每一种针具,都对应着一定的层次结构,每种针具的外形,都是依据对应结构的疾病特点而定制的。

二、刺 法

如果把针具比喻成躯壳的话,那么刺法则赋予其灵魂。刺法是《黄帝内经》着重阐述的内容,在论及各类疾病的治疗时,绝大部是指针刺而言。书中的刺法多种多样,仅在《灵枢·官针》篇中,就介绍了至谷气三刺、应五脏五刺、应九变九刺、应十二经十二节刺等 29 种针刺手法。另外《素问·刺要论》中明确地指出,在施刺的时候,要根据病变的位置来决定针刺深浅,在用针的时候还要根据局部肌膝的纹理来布刺,在运针操作的时候则一定不能越过病位的范围。而且针刺的深浅以中病位为度,太过和不及均会造成新的损伤,给患者带来后患。这种要求针刺准确到达病位,同时不能伤及邻近组织结构的理念,在《素问·刺齐论》《素问·刺禁论》《素问·长刺节论》《素问·调经论》《素问·四时刺逆从论》《灵枢·邪气藏府病形》《灵枢·官针》《灵枢·经水》等篇中,均有相关条文出现。针具形制和刺法操作所因循的理论核心,是中医对于人体结构病机变化的认识。对这些认识的经验记载,大量出现在《黄帝内经》中,主宰这些经验的理论,我们称为《黄帝内经》的人体结构理论,或结构学思想。《黄帝内经》的人体结构理论不但考虑人体结构,而且更加注重于结构之间的关系,还从结构的空间和时间方面去考察。形成了中医特有的诊断治疗的内在线索。

三、诊 疗

《黄帝内经》的诊疗理论也是建立在对人体结构的认知上的。《素问·阴阳应象大论》中记载:"黄帝曰:余闻上古圣人,论理人形,列别脏腑,端络经脉,会通六合,各从其经,气穴所发,各有处名,谿谷属骨,皆有所起。分部逆从,各有条理。四时阴阳,尽有经纪。外内之应,皆有表里,其信然乎。"这里的提到的脏腑、经脉、气穴、谿谷、分部等名称,是先圣阐述人体形态理论时所用到的关键结构。《灵枢·卫气失常》中提到:"夫百病变化,不可胜数,然皮有部,肉有柱,血气有输,骨有属","皮之部,输于四末;肉之柱,有臂胫诸阳分肉之间,与足少阴分间;血气之输,输于诸络,气血留居,则盛而起,筋部无阴无阳,无左无右,候病所在;骨之属者,骨空之所以受液而益脑髓者也"。这些结构俱是《黄帝内经》各篇中详细描述并反复强调的内容。对于这些脏腑之外的人体结构,综合而言之,就是"五体"。

四、五体是《黄帝内经》的横向结构阐述

"五体"一词见于《灵枢·根结》："黄帝曰:逆顺五体者,言人骨节之大小,肉之坚脆,皮之厚薄,血之清浊,气之滑涩,脉之长短,血之多少,经络之数"。这一描述与《汉书·艺文志》："医经者,原人血脉、经落、骨髓、阴阳、表里,以起百病之本,死生之分,而用度箴石汤火所施,调百药齐和之所宜"的记载可谓一脉相承。五体的具体阐述,见于《素问·阴阳应象大论》与《素问·五运行大论》中五方神在体的归纳,分别为"筋、脉、肉、皮、骨",合称"五体"。五体,是一种比较规范的表述,它从属于五行,而又对应于五个层次的人体结构,五体层次,从表入里依次为皮、肉、脉、筋、骨,《内经》在谈及刺法的时候,多次用到五体的概念来阐述运针的层次区别。对于五体的主要结构,均设有专篇进行讲解,如《素问·皮部论》《素问·经脉别论》《素问·脉解》《灵枢·经脉》《灵枢·脉度》《灵枢·经筋》《素问·骨空论》《灵枢·骨度》等篇,其重要性不言而喻,而五体概念更是贯穿于整部《黄帝内经》,用于阐述病位、病机、诊断、治疗的各个环节。各篇中涉及刺法时屡次提到"刺有浅深",这一理论的实际体现,就是在进针施刺时对于人体五体层次的感知和把握,尤其注重五体层次的区别。如《素问·刺齐论》中反复出现五体的名称,强调了针刺之术以止达于病所而勿损及邻近组织结构为第一要务;《素问·刺要论》明言疾病发生于五体层次的不同,而针刺时如果误伤五体其他结构,就可能导致不良后果,最终甚至可以使五脏的正常生理功能受到影响。五体的定位,有助于医者在施刺之前判明疾病的位置,是留客于皮肤,结聚于筋肉,流注于经络,还是附着于骨髓;对应的在针刺时,才能做到胸有成竹,手下有知,刺达病灶,无伤其他的效果。

(一) 骨

《黄帝内经》中提到的骨骼名称计 51 个。参照现代解剖学,书中出现的骨名,有的部位对应明确,如"颧骨""巨骨"等;但多数对应关系不唯一,有的是一骨两名,如"骶骨"和"穷骨""枕骨"和"完骨";有的是一类骨的统称,如"柱骨""脊骨"等。《黄帝内经》所载骨名都是人体实际存在的结构,对应于现代医学同部位的骨或骨的一部分。从涉及"骨"的条文内容来看,《黄帝内

经》对骨的记载主要以度量人体各部长度,标志取穴,以及阐述相关病名、病机、症状为用,如《灵枢·骨度》详细记录了常人头胸腰三围以及周身各部的骨体度量数据,《素问·血气形志》则具体介绍了以大椎为标志利用同身取度的方式定五脏之俞的方法。这说明选取体表骨突作为标志点进行人体测量的思路和用法,早在《黄帝内经》时代已经为中国医家熟识和使用。另外与骨相关的结构如豀谷、骨属、骨空等内容,亦在相关篇章中给予了详细介绍,这些相关条文反映了上古医家对于骨与其附属或毗邻结构关系的理论认知程度,对后世中医认识人体产生着深远的影响。

(二) 筋

筋部在《黄帝内经》中最系统的总结见于《灵枢·经筋》,该篇按照手足六经所在将人体的筋划分为十二部,故称经筋。从条文描述来看,十二部经筋分手足各六道,从前中后内外侧六个角度包绕着人体的四肢,其中手足六阳经筋并足少阴经筋汇总于颈部上行至头颅。如果一部经筋出现病变,则该部经筋走行部位出现疼痛,拘挛,并出现相应的运动障碍。除十二经筋名外,还有宗筋、缓筋,(背)膂筋、大筋、小筋等名称散见于各篇,常用于取穴定位,以及相关病名、症状描述为用。"筋"的现代解剖定位后世存在着争议,存在有肌腱说、肌肉说、脉络说、筋膜说、神经说等不同认识。"筋"的字义在《说文解字》中解释为:"肉之力也";《灵》《素》各篇中描述筋的病变常用"挛、急、转、缓、弛"等词,亦间接提示其与肢体运动功能相关,此外在多篇中涉及取穴定位时常出现"两筋之间"的固定用法,可以推测《黄帝内经》中筋的现代解剖结构定位可基本等同于肌腱。此外,在《素问·平人气象论》《素问·痿论》中还出现了"筋膜"一词,并归之肝脏所主;尤以《素问·痿论》中记载:"筋膜干则筋急而挛,发为筋痿"一文,明确了筋和筋膜是两种不同的结构,但又密切相关的特点。

(三) 脉

脉系是《黄帝内经》医学论述的重中之重,几乎到了无篇不言脉的程度。根据史书记载,在现行《黄帝内经》之前尚有《黄帝脉书》《扁鹊脉书》等著作,长沙马王堆汉墓出土的帛书中尚有《足臂十一脉灸经》和《阴阳十一脉灸经》,说明人体之脉是中国古代医家最早、最详细关注并用于疾病诊治的人体结构。《黄帝内经》医学理论关于人体脉系，建立了一个庞大而有序的体系，其复杂程度可令当今医者仍感到叹为观止。从名称上看，自内部的经隧、到深部的经脉、到大络、到孙络，直到皮肤中的浮络等多级的分支结构；从数量上来看，经脉有十二正经，奇经八脉，十五大络，三百六十五孙络，以及难以数计的皮中浮络。经络脉系，网络五脏六腑、四肢八豁，内为营血循环，外有卫气游行，是联通诸身的重要结构，是病邪侵入的通道，亦是刺灸调节阴阳气血的首要效应靶位。在经络脉系中，十二正经与其他五体的空间结构关系相对独立，故而最具代表性，《灵枢·经脉》专篇对其进行了系统地论述。

（四）肉

《黄帝内经》对于"肉"没有单独做论，但是肉作为五体之一的重要性，还是不言而喻的——几乎所有的人体结构名称的汉字均有"肉"字做偏旁。肉作为五体层次之一，以多种复合词汇出现在《灵》《素》各篇之中，如"肉分、肌肉、肉腠、肌腠、分腠、腠理"等等，从而提示我们还可以从"分、肌、腠"等特点来考察"肉"概念的内涵。后世中医关于肉的专题鲜见，其与现代医学人体结构的对应亦不明确，然而，"肉"确实参与构成了另一个的极其重要的概念——"气穴"。《素问·气穴论》曰："肉之大会为谷，肉之小会为溪，肉分之间，豁谷之会。以行荣卫，以会大气……豁谷三百六十五穴会。亦应一岁"。《素问·气穴论》是专题讲述气穴的文章，在论述气穴时，该篇引入了"孙络"和"豁谷"两个概念，并在前后文中反复强调"孙络三百六十五穴会"和"豁谷三百六十五穴会"，强烈地暗示了气穴、孙络、豁谷三者之间的密切关系，以及在该结构中营卫与会大气的核心要素。豁谷——作为肉会的特征性人体结构——在《黄帝内经》成书后的 2000 多年之内无人问津，直到 1987 年澳大利亚学者 Taylor[1] 在其"血管区（angiosome）理论"的系列报道中，提到人体的穿支血管穿出深筋膜的部位多为肌肉交会处，在描述其外在解剖特征时竟然鬼使神差般地应用了 grooves 和 Valleys 两个词汇，堪称"豁谷"的直译。

（五）皮

皮部是五体居于最外层的结构，《黄帝内经》中多处条文提及"皮部"这一

[1] Taylor GI, Palmer JH. The vascular territories(angiosomes) of the body: experimental study and clinical applications. Br J Plast Surg, 1987, 40(2): 113-141.

概念，并在《素问·皮部论》中对皮部相关理论进行了专篇阐述。该篇从解剖结构立论，首先明确并强调了皮肤分部的内在依据为经脉；其次指出各经皮部的实际络属脉系为络脉；其三提出阳明经的浮络是色诊的解剖学基础；然后分述了各经皮部所属络脉分深浅层次，阐明了浅层的络脉向经脉流注，深层的络脉渗灌周围组织的血气循行特性，并强调了少阴经深部络脉灌注濡养骨、髓的特殊性；最后以络脉体系流注的生理途径为基础，揭示了外邪致病的传变规律。《素问·皮部论》出现"浮络"一词，其定义可参照《灵枢·经脉》中"诸脉之浮而常见者，皆络脉也"一文，泛指能在体表直接观察到的除踝部足太阴经脉之外的络脉。如此，该篇强调了对经络脉系网布周身的认识，为深化理解阴阳气血津液的布化循行提供了确切地实现途径，为中医的面部色诊和皮部疗法提供了充分的理论支持。

五体层次结构是《黄帝内经》人体结构理论躯体部分的主体框架，它的主旨思想是五方神应于体，内合五脏，外应五行；它的划分依据是古代中国医家的解剖实践所得，可以大致对应于现代医学人体的皮肤、肌肉、血管、肌腱、骨，但是其概念的内涵有着细微的差别。《黄帝内经》医学理论既强调五体各自的独立性，又重视五体之间的相互联系，如条文中经常出现筋与骨、筋与肉、骨与肉、诸脉与四体并列出现的情况，立足于结构而着眼于联系，是《内经》学术的一大特点。在五体之外，躯体之中还有更多、更侧重于局部特征的结构概念，如豁谷、骨属、骨空、关节、绝道、玄府等。这些结构概念极具个性，但又可以归属于相应的五体结构，并借由五体结构之间的关系，以及经络脉系的联络，彼此之间乃至和全身脏器或其他结构产生联系。中医学术的整体观，即是建立在这些具体的结构之上，并且通过这些具体结构之间的关联来一一实现的。

五、六经是黄帝内经的纵向结构表达

如果说"五体"是人体结构的横向层次的话，那么《黄帝内经》还另以纵向立体的"六经"来统摄周身。六经出于《黄帝内经》，而盛名于《伤寒论》，时至今日已经鲜有医家考证其人体结构的原义。概括地说，六经是三阴三阳经部的统称，一个理解起来比较抽象，但实际应用时又是具体实在的概念。之所以这么说,是因为《黄帝内经》中存在着一类起源于解剖,而又超越解剖的结构概念,六经就属于此类。六经的形成,源自于实体的脉系:人体之中,唯有脉系周布全身,纵横于五脏六腑以及其他四体之间,外络内联,起到贯通上下,沟通内外的作用。上古医家在认识人体并进行分区分部时,是从实际的脉来创建"经"的概念的,从长沙马王堆帛书的《足臂十一脉灸经》《阴阳十一脉灸经》来看,现在使用的手足十二经脉是在《黄帝内经》时期才形成的,补足十二经脉并不是发现了一条新的脉,而是为了满足手足阴阳各三部的需要,这一过程详细地记载于《素问·阴阳离合论》中。所以说六经(或十二经)的设想起源于脉,而超越于脉,但最终实现于脉。《素问·皮部论》曰:"皮有分部,脉有经纪,筋有结络,骨有度量",以经纪脉,称经脉,以经纪筋,称经筋,以经脉纪皮,称六经皮部。六经的三阴三阳,不仅统摄了外在的五体结构,而且联络了内在的五脏六腑,《灵枢·寿夭刚柔》曰:"内合于五脏六腑,外合于筋骨皮肤。是故内有阴阳,外亦有阴阳。在内者,五脏为阴,六腑为阳,在外者,筋骨为阴,皮肤为阳"。因此,合五体六经之说,是中医通过外治筋骨皮肤,调节内在脏腑气血、治疗疾病的理论基础。

五体六经,直白地反映了《黄帝内经》医学对人体结构的清晰认识和创造性的发挥。在这一理论体系指导下形成的针灸疗法已经历经千年而仍活跃于临床一线,这要归功于与其对应的医学理论的高瞻远瞩。作为现代的医者,我们凭借科学和技术的力量在专业方向上能够越走越远,但是能够统筹所学所识的能力却仍难以企及古代先贤的高度。古希腊哲学家芝诺曾经说过:"人的知识就好比一个圆圈,圆圈里面是已知的,圆圈外面是未知的。你知道得越多,圆圈也就越大,你不知道的也就越多。"时至今日,对于现代医学而言,人体结构中仍存在着大量的未知之谜,那么如何利用现有的知识和条件,去完善理论,使之更好地指导医疗实践,是每一位医者都要面对和值得思考的恒久课题。在这方面,《黄帝内经》人体结构理论能够给我们带来长期的指导和无尽的启迪。

长圆针疗法治疗膝骨性关节炎疼痛

薛立功

膝骨性关节炎(OA)是中老年人常见病,临床以膝关节行走疼痛尤以上下楼为重为特点,严重影响病人的生活质量。对骨关节炎的治疗,迄今为止尚缺乏改变病情的药物,因此骨关节炎的治疗仍限于对症治疗。

【治疗方法】

1. 选用长圆针,经筋辨证选取结筋病灶点,施以解结法。

选取结筋病灶点(参见图 6-1a ~ d):

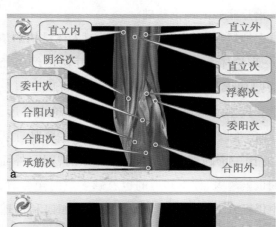

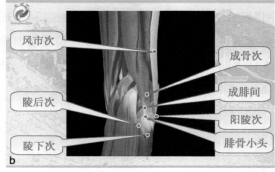

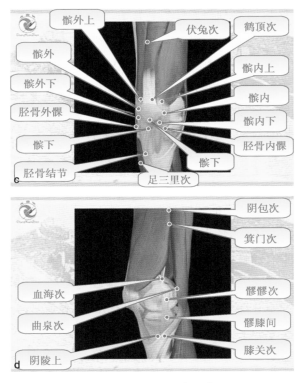

图 6-1　结筋病灶点示意

（1）足太阳经筋取：委阳次（在腘横纹外侧端，股二头肌内侧缘）、委中次（腘窝横纹中央）、合阳次（在小腿后侧，腘窝下缘中点下，平腓骨小头下缘水平处）。

（2）足少阳经筋取：成腓间（在膝外侧，正当膝关节间隙处）、腓骨小头（正当腓骨小头上缘）、成骨次（在股外侧，正当股骨外侧髁处）。

（3）足阳明经筋取：髌外下（在膝部，当胫骨外下缘处）、胫骨外髁（在膝部，当胫骨外前髁高突处）、髌内下（在膝部，当胫骨内下缘，膑内侧副支持带起始部）、胫骨内髁（在膝部，当胫骨内上髁前内侧隆起处）、髌下（在膑骨下缘处）。

（4）足三阴经筋取：阴陵上（在小腿内侧面，当胫骨内髁内侧面，平胫骨结节处）、膝关次（在小腿内侧部，当胫骨内髁内侧缘）、髎膝间（在膝外侧部，正当膝关节间隙处）、髎髎次（在膝内侧部，当股骨内侧髁内侧面）、曲泉次（在膝内侧部,胫骨内髁上,股薄肌滑车转折处)。

2. 操作方法

解结方法:①关刺法:直刺至结筋病灶点表层,左右刮拨,以解除表层粘连。②恢刺法:直刺肌腱旁侧结筋病灶点粘连组织中,直至深面,再用针尖向上举针,挑拨结筋病灶点周边粘连,以松解减压。

以上操作均根据结筋病灶点所在部位选择采用。出针后给予按压,敷无菌敷料包扎二天,防止可能的感染。

【讨论】

关节痹痛,尤其是长期的顽痹是由于中老年人长期反复的劳损和修复所形成的"横络"(即结筋病灶点。结筋病灶点常在腧穴旁的肌肉韧带抵止点处,其在筋骨之上有痛性条索,有别于腧穴,故以邻近腧穴名加次而命名)器质性阻碍经脉气血运行而造成的,应用经筋辨证选取结筋病灶点,施以解结法,可以治愈。经云:"一经上实下虚而不通者,此必有横络盛加于大经,令之不通,视而泻之,此所谓解结也"。又云:"善行水者,不可往冰;善穿地者,不可凿冻;善用针者,亦不可取四厥……故行水者,必待天温冰释冻解,而水可行,地可穿也。人脉犹是也,治厥者,必先熨,调合其经……火气已通,血脉乃行。然后视其病,脉淖泽者,刺而平之;坚紧者,破而散之,气下乃止,此所谓解结者也"。

膝周有六条经筋分布,足太阳经筋:"上循跟,结于踵……其别者,结于腨外,上腘中内廉"。足少阳经筋:"起于小趾次趾,上结外踝,循胫外廉,结于膝外廉"。足阳明经筋:"足阳明之筋,起于中三指,结于跗上,邪外上加于辅骨,上结于膝外廉"。足三阴经筋:"足太阴之筋,起于大指之端内侧,上结于内踝。其直者,络于膝内辅骨,上循阴股,结于髀"。"足厥阴之筋,起于大指之上,上循胫,上结内辅之下,上循阴股,结于阴器,络诸筋"。"足少阴之筋,起于小指之下,并足太阴之筋,邪走内踝之下,结于踵,与太阳之筋合而上结于内辅之下,并太阴之筋而上,循阴股,结于阴器"。《灵枢》清楚地描述各经筋结聚分布,指出了常见的结筋病灶。我们通过对《内经》等经典的认真挖掘,并运用现代解剖理论、生物力学原理分析,总结形成了经筋辨证论治理论和长圆针疗法。

经筋病有其发生、发展规律,可归纳为点、线、面、体的发展规律,这其中点线规律是总纲,其具体内容正如《灵枢·经筋》篇所述。根据某经筋病病痛所处经筋,沿其循行分布的点线、线面、面体规律,检出所有的阳性和隐性的结筋病灶点,从整体上把握经筋疾病的治疗范围,这就是经筋辨证。

ER-6-1　薛立功长圆针治疗膝关节骨性关节炎

我们应用根据《内经》"长针""员针"改制的"长圆针",采用《内经》解结针法,解除卡压,减少或消除因卡压后而引出的津液涩渗反应,使组织液流动更加顺畅,更好地清除致痛物质,从而解除膝关节痹痛。

阿是穴斜刺治疗骨骼肌劳损

卢鼎厚

　　从 1973 年开始,由于注意到肌肉损伤在运动员的训练中虽是多发常见,但却缺乏显著有效的治疗方法,决定从寻找和学习有效的治疗方法入手:在北京大学人民医院针灸科赵继祖医师的指导下,先以针刺麻醉-镇痛的手法治疗肌肉损伤,疗效不佳;之后,他听说山西一位老中医用阿是穴斜刺温针治疗肌肉损伤,疗效很好,就教我怎样练习掌握这一针法,我通过在自己大腿上反复练习直到能够准确地刺中劳损肌束的最硬点后才使用这一针法为患者进行治疗。后来在给第二位腰疼患者治疗的时候发现,不需要使用火针、温针或电针等附加条件,只用阿是穴斜刺,就可以获得迅速而显著的疗效。此后,自 1975～1993 年 4 月间张志廉和我用阿是穴斜刺为 870 位骨骼肌劳损患者[1]的治疗结果证实了这一疗法的疗效确切[2],从而进入了对骨骼肌劳损和阿是穴斜刺治疗骨骼肌劳损的作用机理的研究。

(一) 阿是穴斜刺治疗肌肉损伤机制研究

　　段昌平[3] 在《针刺和静力牵张对延迟性酸痛过程中骨骼肌超微结构的影响》的研究工作中通过对超过习惯负荷的蹲起和蹲跳活动出现延迟性肌肉酸痛后股外肌活检样本的电子显微镜观察结果:一方面为针刺和静力牵张促进骨骼肌结构恢复的作用提供了实验研究的证据,还观察到许多我们从未见过的结构改变;在求教无门的情况下,得到了中国医学科学院基础医学研究所

---

　　[1] 卢鼎厚,《骨骼肌损伤的病因和治疗》,北京体育学院出版社,1993.
　　[2] 卢鼎厚,张志廉.斜刺对骨骼肌损伤的治疗作用[J].中国针灸,1989,(06):1-4
　　[3] 段昌平,卢鼎厚,傅湘琦,赵天德.针刺和静力牵张对延迟性酸痛过程中骨骼肌超微结构的影响[J].北京体育学院学报,1984,(04):12-23.

病理学教授蔡良婉老师的指点说："这个问题只有曹天钦老师能够回答"，写了介绍信，在上海中科院生物化学研究所见到曹天钦老师以后，他详细地了解了问题的内容和段昌平的研究结果以后，提出了"骨骼肌的收缩结构是由收缩蛋白组成的，收缩结构的改变必然是收缩蛋白结构改变的结果"的论断并建议用免疫电镜的方法来观察收缩蛋白结构改变与收缩结构改变的关系。在曹天钦老师的指导以及北京、上海20多单位的支持帮助下，我和学生从提取和纯化骨骼肌收缩蛋白和进行抗体制备入手，通过对人体在大负荷斜蹲后股外肌活检的免疫电镜实验[1]研究结果证实了曹老师的论断。当肌肉活动超过其习惯负荷工作后，发生的延迟性收缩蛋白的解聚和降解强于合成（降解优势），导致收缩结构改变或解体。这种因过度负荷的肌肉工作所引起的延迟性肌肉收缩结构的改变，会使肌肉硬度增高、收缩和伸展功能降低，导致运动功能障碍，出现延迟性肌肉酸痛，这是肌肉损伤的结构背景。进一步的实验表明，阿是穴斜刺治疗肌肉损伤能加强收缩蛋白的组装、合成，促进收缩结构和功能的恢复而达到治愈并同时使疼痛消除，故具有稳定而持久的疗效而不是一时性的镇痛效果，回答了阿是穴斜刺针法治疗骨骼肌劳损为什么有这样好的疗效。

（二）阿是穴的概念变化

如果可以认为阿是穴就是"以痛为腧"，那么有些疼痛在关节或骨，而导致关节或骨疼痛的根源却是在于相关的骨骼肌劳损；例如：人们通常认为，屈膝下蹲时膝痛膝软是髌骨软骨软化症的典型症状。但是根据我们近年来的临床治疗和张妍的实验研究结果证明，这可能首先是由于大腿股内肌的部分肌束过度工作引起有些肌束变得僵硬、缩短，牵拉髌骨内移和顺时针回旋，使髌骨和股骨的关节面不能完全吻合引起的。在经过治疗使股内肌僵硬肌束的结构恢复正常、股内肌放松并使髌骨恢复到正常位置的时候，屈膝下蹲时膝痛膝软的症状就会显著缓解或完全消失。这种痛在膝关节的髌骨，根源却在股内肌劳损的情况使我们逐步认识到许多由于骨骼肌劳损导致相关的骨

[1] 卢鼎厚，樊景禹，屈竹青，李晓楠. 针刺和静力牵张对大负荷运动后骨骼肌收缩结构变化影响的免疫电镜研究［J］. 体育科学，1992，（06）：47-51

或关节疼痛的诊断和治疗时要"追根寻源",把"以痛为腧"的阿是穴发展为："以劳损肌束条索的最硬点为主、以痛为辅"的阿是穴。这也提示我们，治疗肌肉损伤，必须要熟悉人体的解剖结构，尤其是肌肉和骨关节系统的结构和功能；了解完成动作都有哪些肌肉参与工作；它们的起点、止点和拉力方向；它们是主动肌、协同肌还是对抗肌等等，这对于准确的诊断至关重要。此外，在骨骼肌劳损的初期常常没有疼痛感觉，怎样发现、预防，也是一个需要研究解决的重要问题！

（三）针刺操作

受伤后的肌束会变成程度不同的僵硬条索，因此，针具要选择不锈钢制、粗一些（直径 0.52～0.53mm 或直径 0.60mm）、硬度高、弹性好的，常用针具长度为 1.5 寸、2.5 寸、4 寸和少量为特别胖的患者专用的 6.0 寸的四种，具体选择要根据肌肉部位深浅及病人本身胖瘦程度而定。根据患者主诉、分析肌肉工作和结合触诊结果，明确主要受损肌束最硬、最痛点的位置，沿肌束的长轴，选取离最痛点有适当距离为进针点。进针时可使用套管针垂直进针过皮后，需要根据肌束条索在皮下的层次深浅使针柄和针体倾斜并与皮肤保持适当的角度，使针能在皮下斜行刺入肌肉。针刺时，要以医者另一只手的食指感知皮下针尖的位置，确保针尖是按照预期的方向对准损伤肌束的最硬或最疼点，如若感觉针尖指向发生偏斜、针尖已经刺入较深，则需要把针尖缓慢地退回到接近进针点的皮下疏松结缔组织层或脂肪层中，重新调整针的指向，针刺过程中要保证针体在肌束之中，不可透刺到肌束之外。当针刺入劳损的肌束时，肌肉立即感到不同程度的酸胀，即可停止进针，把针退到皮下。触诊复查将会发现：条索明显软化、压痛消失。酸胀感表明已经刺中了损伤的肌束；症状的缓解反映劳损肌束的结构和功能出现恢复。针刺完毕即可退针，不需要留针。

（四）针刺后的调养：已刺勿劳

值得注意的是，肌肉受伤后，由于结构改变和活动减少，必然导致结构减弱和功能下降。因此，在针刺治疗后已有显著恢复但并未完全恢复的情况下，伤后的恢复训练和各种肌肉活动，必须做适当的调整，经针刺治疗的肌肉的相关的动作在治疗后的 1～2 天后完全恢复正常后，根据因伤实际降低的水平为起点,逐步提高,在这些肌肉的结构和功能恢复到原有的最高水平以后才可以进一步提高工作负荷,否则在经过治疗后急于加大工作负荷,极易导致重复损伤,这也反映了《灵枢经》中所指出的:"已刺勿劳"的重要性。

　　附操作视频

ER-6-2a　卢鼎
厚臀肌阿是穴
斜刺

ER-6-2b　卢鼎
厚股内侧肌阿是
穴斜刺

55检